DU

MÉDECIN

COMMENT

SON DOMAINE PROFESSIONNEL S'AGRANDIT

DE JOUR EN JOUR

PAR

LE Dr PERRON

BESANÇON

IMPRIMERIE ET LITHOGRAPHIE DE PAUL JACQUIN

Grande-Rue, 14, à la Vieille-Intendance

1890

DU

MÉDECIN

COMMENT

SON DOMAINE PROFESSIONNEL S'AGRANDIT

DE JOUR EN JOUR

PAR

LE Dr PERRON

———

BESANÇON

IMPRIMERIE ET LITHOGRAPHIE DE PAUL JACQUIN

Grande-Rue, 14, à la Vieille-Intendance

—

1890

CONSIDÉRATIONS HISTORIQUES & SOCIOLOGIQUES

SUR LA

MISSION QUI EST DÉVOLUE AU MÉDECIN

DANS LA SOCIÉTÉ

AVANT-PROPOS

Cet opuscule a pour objet de montrer historiquement comment l'action du médecin se fait peu à peu sentir dans l'esprit de nos institutions, et d'indiquer les transformations que subit l'art de guérir dans cette lente évolution.

Et afin de donner une portée pratique à ce petit travail, si ma communication a quelque chose d'intéressant, j'essaierai de rechercher dans une seconde partie (1) ce qui manque encore à la profession, ce dont la médecine aurait absolument besoin pour être à la hauteur du rôle qu'elle est appelée à remplir.

Comme Descartes l'a dit dans son *Discours sur la méthode* — car il n'est pas nécessaire d'être un enfant d'Esculape pour comprendre l'importance finale de cette science, science unique et universelle qu'on a très justement appelée la science de l'homme : — *L'esprit dépend si fort de la disposition des or-*

---

(1) Pour paraître prochainement : *Constitutions et discipline nécessaires au médecin pour accomplir sa mission.*

ganes du corps, que s'il est possible de trouver quelque moyen qui rende communément les hommes plus sages et plus habiles qu'ils n'ont été jusqu'ici, c'est dans la médecine qu'on doit le chercher.

*
* *

Tout être vivant ou animé est la résultante d'un ensemble de forces qui se rapportent tout à la fois à ses dispositions originelles et aux conditions du milieu dans lequel il évolue ; comme une larve de mouche à miel qui sera reine, cirière ou bourdon, suivant la qualité des aliments qui lui sont servis et les dimensions de la cellule dans laquelle elle se développe : on peut considérer cela comme une assertion inattaquable.

L'homme n'échappe pas à cette loi naturelle. Il est un produit de son ascendance modifié ou perfectionné par les circonstances extérieures au milieu desquelles il a grandi. En un mot, il résulte absolument et de son origine et de son dressement.

Or, comment savoir, d'une part, si des auteurs destinés à maintenir une race sont sains de manière à assurer la vigueur et la santé de leurs rejetons ? Et d'autre part, comment savoir quelles conditions physiques et morales seront capables d'exercer sur la descendance une influence salutaire ?.... Pour m'exprimer plus simplement, comment distinguer la bonne semence de la mauvaise ? Comment reconnaitre les terrains qui seront favorables à ses produits ?

Évidemment, la science de l'homme seule est en état de résoudre ces problèmes, parce qu'elle seule repose sur l'expérience des siècles et qu'elle possède des données propres à éclairer notre raison à cet égard. Ce sont des choses que la raison seule ne devine pas.

Pourquoi cependant les propositions que je soutiens, triviales à force d'être simples, ont-elles tant de peine à s'imposer au sens commun ?....

Ah ! pourquoi ?....

C'est parce que, dans l'histoire de nos progrès, la théorie et l'*à priori* ont dû précéder l'observation ; et que nécessairement des jugements anticipés, des préjugés se sont formés avant que les connaissances scientifiques aient pu les redresser. C'est que par conséquent, les doctrines spéculatives, religieuses et philosophiques, qui sont si sujettes à caution, ont dirigé, en premier lieu, les sociétés des hommes dont elles ont de longue main façonné l'esprit.

Ars longa, les progrès scientifiques sont lents à se réaliser.

Mais si les doctrines spéculatives dont nous parlons ont pu retarder les vérités d'observation qu'elles préjugeaient, elles ne pouvaient pas les empêcher indéfiniment de se faire jour. On commence à reconnaître que c'est la science de l'homme, que ce sont les procédés de l'observation scientifique, qui sont appelés à nous procurer désormais une amélioration physique et morale, en nous mettant à l'abri des orages dont la santé générale et particulière a si fort à souffrir.

Voilà pourquoi aujourd'hui en Suisse, en Italie comme en France, les problèmes d'hygiène sont de plus en plus le sujet de la préoccupation des pouvoirs publics.

*
* *

Il ne répugne pas à ma raison de croire que certaines maladies épidémiques finiront peu à peu par être atténuées et même tout à fait supprimées ; ce qui paraît se produire à l'heure actuelle, au moins pour quelques-unes d'entre elles.

Ces maladies, en effet, n'étant pas une sanction de la loi naturelle, elles ne sauraient être attribuées ni à l'intempérance, ni à des excès ou à des privations, ni aux habitudes vicieuses, ni à l'hérédité ; en un mot, à quelque chose de consenti et que jusqu'à un certain point il aurait dépendu de nous d'éviter.

Il est donc permis d'espérer qu'on pourra avoir raison de ces fléaux meurtriers comme la variole, le typhus, le choléra, etc., qui sévissent indistinctement dans toutes les classes de la société et dans tous les milieux, chez les riches comme chez les pauvres, sur les enfants, sur les adultes, sur les vieillards.

Mais en est-il ainsi de toutes les maladies ?

Il y a évidemment deux choses à considérer dans les questions de préservation hygiénique : d'abord le sujet ou l'individu qu'il s'agit de préserver ; puis les conditions qui constituent l'insalubrité. Ce sont les deux termes de tout problème de cette nature.

Des médecins trop prompts à s'illusionner, ceux qui sont pressés d'arriver au but, ne voient que le premier de ces deux termes. Négligeant volontiers les conditions vagues et mal déterminées dans lesquelles la morbidité semble se produire, ils ne voient plus que la préservation individuelle.

Ils partent de cette donnée hypothétique — c'est la doctrine du moment — que toutes les maladies seraient le fait de micro-zoaires répandus dans le sol, l'air ou les eaux. Typhus, phtisie, pneumonie, tétanos, etc., seraient produits par des microbes. Et il suffirait, pour se prémunir contre ces sortes de maux, d'empêcher l'introduction des animalcules malfaisants dans l'organisme vivant, ou de rendre cet organisme lui-même réfractaire à leur action....

D'aucuns même, paraissant oublier qu'il est des maladies providentielles, que les maladies sont souvent dans les plans de la nature, rêvent d'en affranchir l'humanité. Pour eux, les dispositions constitutionnelles qui distinguent les hommes entre eux, les disparités de race ou de culture ne seraient que des aventures de microbes; et, entre les fils de robustes campagnards et les enfants d'horlogers tuberculeux, il n'y aurait que la différence d'un bacille ou d'une virgule en plus ou en moins.

Mais les microbes n'ont pas été créés pour eux-mêmes, ni simplement contre nous. Ils ont sans doute une fin plus utile. Nous aurons beau leur opposer une barrière : eux ou d'autres la tourneront jusqu'à ce que cette fin s'accomplisse.

Eh quoi ! parce qu'on aura cuirassé un individu, parce qu'on l'aura inoculé et imprégné de poison au *quantum* voulu ; parce qu'on l'aura rendu invulnérable aux émanations ou aux petites bêtes qui se dégagent d'un charnier, d'une fosse d'aisances, d'un marais, etc., espère-t-on qu'il pourra vivre et se porter bien dans une atmosphère délétère, et s'abreuver impunément d'eaux souillées de matières putrides ?

Il faudrait être de Saint-Denis pour le croire !

*
* *

Ce n'est pas ici le lieu de faire le procès à cette ontologie nouvelle. Mais c'est le cas de rappeler que toutes les théories absolues, celle du microbe comme les autres, ont ce côté fâcheux, qu'elles nous écartent du droit chemin. Elles nous lancent sur une fausse piste.

On nous a montré le microbe spécifique; nous le retrouvons constamment dans les crachats et dans les cavernes; et nous en concluons qu'il est la cause de tout le mal.... Conclusion décevante ! car enfin cette petite cause, cette cause atomistique, n'a pu agir que grâce à d'autres particularités étiologiques qu'il serait beaucoup plus intéressant pour nous de connaître, puisque celles-ci, nous pourrions les combattre ou les éviter.... Tandis que le microbe, où le saisir ? Comment lui échapper ? Comment en anéantir la race ?

Combien ceux qui ont poussé au desséchement des marais ont mieux fait service à l'humanité que s'ils avaient découvert la nature du miasme paludéen et donné la morphologie du microzoaire spécifique.

Nous savons que beaucoup de maladies sont contagieuses. Ce caractère contagieux dépend-il du bacille que Pierre a si bien décrit ?.... ou du ferment parasite que Paul est en train d'analyser ?.... Je n'en sais rien ; je ne tiens même pas à le savoir. L'essentiel pour moi, c'est de savoir que la maladie est contagieuse.

Ah ! si plus tard il sort quelque chose d'utile pour le traitement ou pour la prophylaxie des découvertes de la bactériologie, j'en ferai mon profit.

Mais, en attendant, ces découvertes n'ont pas beaucoup d'importance pour la pratique.

Médecins de campagne, nous n'avons pas attendu l'invention des microbes pour reconnaître que le typhus, que la phtisie, que la folie même, sont des maladies qui *se donnent*, comme on dit, soit par la transmission d'un virus ou d'un ferment, soit par simple imitation. Et nous avons toujours soutenu cette doctrine sans nous mettre en peine d'en trouver l'explication.

A Paris, au contraire, où l'on a la prétention d'expliquer tout, on affirme aujourd'hui ce qu'hier encore on niait et que demain peut-être on niera de nouveau. Comme dans les grands restaurants, on y fait une cuisine à la mode et au goût du jour. C'est à croire vraiment que les courants d'opinion y sont aussi judicieux en médecine qu'en politique.

*
* *

Nous aurions tort de compter trop sur les révélations de la micrographie et de la chimie organique pour nous aider à résoudre les questions qui intéressent la santé publique ; et nous ferions fausse route, si nous négligions la voie solide de l'observation qui jusqu'ici ne nous a jamais trompés (1).

La petite étude que j'entreprends montrera, du reste, qu'il n'est pas besoin de connaître à fond la constitution d'un virus pour arriver à combattre la virulence d'une maladie.

----

(1) La science spéculative, la science aux données rigoureuses et précises ne peut pas avoir la prétention de se substituer jamais à l'expérience et au savoir-faire, pas plus dans l'art de guérir que dans l'art nautique. L'art a précédé la science, qui est faite pour le servir et non pour le diriger.

I.

DU ROLE OFFICIEL DE LA MÉDECINE EN FRANCHE-COMTÉ
SOUS LE PARLEMENT

La doctrine du chacun pour soi.

Jusqu'à la fin du xvii⁰ siècle, les pouvoirs publics en
Franche-Comté ne paraissent guère avoir été inspirés que
par la doctrine du chacun pour soi. En règle générale, la
sollicitude du parlement, dans les cas d'épidémie, n'était
mise en éveil et en train que si une infection d'une gravité
insolite menaçait de se communiquer et de se répandre dans
le pays.

Une épidémie localisée ne relevait que des autorités de
la commune où elle se déclarait ; et on l'abandonnait, bien
entendu, aux soins des charités particulières.... Est-ce que
chacun n'avait pas assez de misères et d'afflictions à soulager autour de soi ?

Je n'ai lu nulle part que de Dole, siège de la cour souveraine
du comté de Bourgogne, on eût envoyé des secours médi-
caux à une bourgade affligée de fièvre putride, par exemple,
ou de variole....

A la vérité, si un vent de névrose mentale et de sorcerie
venait à souffler sur quelque point de la province, si une
contagion pestilentielle s'y déclarait, comme il y allait par

trop de l'intérêt général, nos gens du parlement et du clergé
ne manquaient pas de se démener pour en localiser et pour
en éteindre le foyer. Mais ce n'est pas à la médecine ordinaire qu'ils s'adressaient pour cela.

Quand ils ne considéraient pas ces malheurs des temps
comme le résultat d'une influence sidérale, ils les attribuaient
à une vengeance céleste ou à des causes occultes qui
n'étaient pas accessibles à nos moyens d'action directe.

Ces sortes de maladies ne regardaient donc pas les
hommes de l'art, qui étaient impuissants à en préserver. Une
bonne *barre* et des exorcismes devaient être plus efficaces
que toutes les prescriptions médicinales et pharmaceutiques
du monde.

Aussi, jusqu'à la conquête française, n'y a-t-il pas eu en
Franche-Comté de médecine publique proprement dite.

Les possédés d'Anjeux (1629).

C'était alors une croyance à peu près générale que toutes
les maladies bizarres, comme la peste et la démonomanie,
qu'on n'avait pas l'habitude d'observer en temps ordinaire,
n'étaient nullement du ressort des médecins du corps.

Nous allons voir comment les médecins de l'âme, les
moralistes, s'en tiraient et s'y prenaient pour les guérir.

Ayant été avisé que plusieurs personnes d'Anjeux avaient
été accusées du crime de sortilège et de maléfice par d'autres personnes déjà exécutées pour le même crime, à Cuve,
à Dampvalley, à Jasney et autres villages voisins, et requis
par les échevins du lieu d'y mettre bon ordre, le bailli de
Luxeuil, Jean Clerc, s'y rendit pour instruire l'affaire.

Plusieurs des inculpés s'avouèrent coupables et dénoncè-
rent d'autres complices. Je transcris le *besongné* — procès-
verbal — de Jean Clerc adressé à la cour souveraine du

parlement, le 5 mars 1629. Un résumé de son texte affaiblirait le tableau :

« ....Depuis, j'ai continué et y travaille avec telle diligence que nostre conscience ne nous en reproche rien, puisqu'il y allait de la gloire de Dieu, du bien public et du particulier ; et si avant y avons procédé que six furent sentenciés le 10 du mois de janvier passé, quatre desquels subirent la peine ordinaire des sorciers, j'entends la corde et puis le feu, et les deux aultres, l'un de sept à huit ans, l'aultre de huit à neuf, condamnés à raison de leur âge à estre présents aux exécutions, l'ung de sa mère, l'aultre de son père, chargés chacun du petit fardeau d'épines et de les jeter dans le feug où leur père et mère devaient brusler après estre estranglés, avec interdiction de ne plus se retreuver au sabat des sorciers, à peine d'encourir le mesme chastoy.... Depuis le 23 février, trois aultres furent exécutés, deux desquels estaient en outre convaincus de sodomie, et furent trois vaches brûlées avec eulx ; l'ung d'eux nommé Michel Jeandel, âgé d'environ quarante ans, après avoir confessé son crime de sortilège et qui avait accusé plusieurs de ses complices. Enfin, trois jours avant sa mort, commença de revocquer toutes ses confessions ; et quoique je l'appoinctasse à donner nouvelles descharges si est ce que volontairement et par avis de conseil, il renonça d'en donner aulcune, déclarant qu'il voulait mourir pour son Dieu, que m'occasionna par une sentence de déclarer qu'avant l'exécution, il serait applicqué — comme fust faict — à la torture pendant un quart d'heure, pour estre ouy sur les accusations par lui faictes de ses complices au nombre de plus de vingt, et qui estaient, ou prisonniers et à lui confrontés, ou accusés par d'aultres. Il soutint la question pendant ledict temps quoiqu'il fust nud, aspergé d'eau bénite, razé et muni de reliques sainctes et d'*Agnus Dei*, et dormait parmi les tourments, prévenu du sort et de taciturnité et d'impassibilité, quoique la torture lui fust donnée rude — ses forfaicts considérés — et de plus son âge et sa force, et ce qu'il était homme très robuste. Néanmoins il ne voulut rien confesser ; et interrogé d'où il venait, a répondu qu'il venait d'auprès du bon Dieu qui le supportait pendant son tourment. Enfin est mort impénitent.... »

Mais, par malheur, le plus grand nombre des possédés de

ces quartiers étaient de très jeunes enfants de dix à treize ans. Et Jean Clere, voyant que le mal paraissait s'étendre de plus en plus, était très embarrassé. Devait-il généraliser son procédé d'étranglement qui supprimait les coupables? C'était bien le moyen le plus expéditif d'en finir avec cette race de Satan.

Par scrupule, comme d'autres auraient cherché des anti-spasmodiques dans un codex, il cherchait des conseils dans les auteurs qui ont écrit *De delictis puerorum aut De minore in delictis excusando :* LE CLARUS, MENOCHIUS, TIRACQUEAU, LE CARROCIUS, Antonio Gomez, BOGUET, LANCRE, DEL RIO, etc.; mais aucun de ces doctes médecins de l'âme n'était assez précis. Que devait-il faire ?....

Les pauvres malades, comme on voit, étaient tombés entre bonnes mains !

La Cour envoie à Luxeuil le conseiller Garnier ; et, sur le rapport qu'elle en reçoit, elle enjoint à J. Clere (**22** mars) de faire délier ces misérables enfants qu'on tenait *serrément attachés, afin,* dit-elle, *que leur prison ne leur serve pas de peine et de supplice.* Puis elle écrit à l'archevêque pour que les curés soient invités à les catéchiser....

Mais les moyens spirituels auxquels on eut recours ne faisaient que jeter de l'huile sur le feu. Ils semblaient surexciter ceux qui avaient le diable au corps, comme le vin fait à ceux qui ont la fièvre. Et le grand procureur de l'officialité, Vincent Vernerey, finit par déclarer qu'on ne comprenait rien aux abominations qui se commettaient.... L'affaire fut donc encore une fois renvoyée à la Cour, qui, mieux inspirée, prescrivit que tous les petits malades seraient dispersés dans les villes de Faverney, de Vesoul, de Luxeuil et de Jussey (1), et instruits par de saints religieux aux frais de

---

(1) C'est là, si l'on s'en souvient, le traitement qui fut employé d'emblée sous l'empire par le docteur Constans, pour guérir les possédés de Morzine.

leurs parents ou de la communauté à laquelle ils appartenaient.

Cette sage mesure paraît avoir enfin rétabli le calme des esprits.

Et les médecins, que pensaient-ils de ce traitement ? Ils avaient la précaution de déclarer que la maladie n'était pas naturelle, et ils s'abstenaient : les uns, parce qu'ils étaient imbus à fond des superstitions de leur époque ; les autres, parce qu'ils avaient peur de passer pour les avocats du diable, ce qui n'aurait pas été une petite affaire. Ils se dérobaient dans l'immense majorité des cas : car le saint-office n'avait licence d'exorciser qu'*après que les médecins auraient jugé le mal n'estre pas naturel*. J'ai eu sous les yeux plusieurs certificats par lesquels les médecins faisaient une déclaration d'incompétence. Notre corporation serait donc mal fondée à se prévaloir ou à rire de l'insuffisance des théologiens et des légistes dans ces circonstances. Car enfin, cette insuffisance caractérisait la civilisation de ce temps-là. Médecins et légistes étaient alors aussi bêtes les uns que les autres, qu'on me passe cette expression triviale. Outre que la plupart des hommes de l'art étaient imbus des préjugés de leur époque, ceux qui auraient eu l'esprit assez ouvert ou assez éclairé pour s'y soustraire auraient difficilement pu faire accepter leurs services ou partager leur manière de voir. On en verra la preuve par la suite.

Ce qu'était la médecine aux loges des pestiférés.

La peste était un autre fléau assez inexplicable quant à ses apparitions et à sa marche. Elle avait pourtant quelque chose de matériel, en ce sens qu'elle présentait certains signes ou symptômes extérieurs, comme des exanthèmes, des *bosses* ou bubons, des charbons....

Quand un docteur en médecine ou un chirurgien capable était requis par les officiers fiscaux pour les accompagner dans une localité atteinte de la contagion ou soupçonnée de l'être, c'était uniquement en qualité d'expert. Il n'était pas appelé pour guérir ou pour soulager des malades, ce qui eût été dans son rôle, mais pour se récuser et s'abstenir, une fois qu'il aurait éclairé la religion du représentant de la loi. Ce n'était donc pas un service de médecin proprement dit qu'on lui demandait.

Ces formalités accomplies, les officiers de police judiciaire agissaient comme ils l'entendaient, isolant les malades dans des baraques et les pourvoyant de vivres et — pas toujours — de quelque empirique, chirurgien ou non, qui faisait métier de soigner les aposthèmes, *bosses* et charbons, et qui vivait *barré* et séquestré comme les pauvres gens qu'il assistait.

On peut juger par ce qui se passait dans les grandes villes de ce qui devait se passer dans les villages.

Dès 1628, en prévision de la peste qu'on craignait à Besançon, on avait prié les maîtres chirurgiens de la cité de choisir l'un d'entre eux pour assister les pestiférés. Et les chirurgiens, qui n'envisageaient alors le péril qu'à distance, avaient résolument offert leurs services, et désigné leur confrère Julien Blanchetête pour le bon office qu'on requérait d'eux. Mais la terrible contagion ayant fait apparition dans la rue du Clos avec sa furie accoutumée, et maître Blanchetête s'en trouvant atteint l'un des premiers, la corporation fut invitée, le 13 février 1629, à présenter sans retard quelqu'un pour le remplacer. Nos chirurgiens montrèrent moins d'empressement à se réunir que la première fois. Le magistrat fut même contraint de leur envoyer deux jours après l'ordre formel de s'assembler, à peine de cent écus d'amende et de voir un chirurgien désigné d'office à leurs frais et dépens. C'est le **17** seulement que le jeune Fouresse ou Foresse fut choisi. Celui-ci mort, on n'invite plus ; on met en demeure la corporation de pourvoir à son remplacement.

On ordonne le 18 mai ; on ordonne encore le 19, en n'accordant plus qu'un délai de quelques heures. C'est alors que les maîtres chirurgiens présentent un homme qui n'est pas maître à la vérité, mais qu'ils réputent assez capable pour le devenir et pour servir les pestiférés : « *Supplians pour ce messieurs le vouloir agréer et recepvoir.... sur lequel rapport messieurs ont faict entrer maître Guillaume Delezet et l'ont receu maistre avec estat de chirurgien à charge de servir les pestiférés, ce qu'il a promis faire,* » etc. (1). A quelques mois de là, la corporation fit encore admettre, pour remplacer maître Delezet, un nommé François Lanet, de Gray, à qui messieurs conférèrent pour rémunération les droits de cité en lui délivrant le *patoz* ou brevet de maître chirurgien.

En France aussi, c'est Ambroise Paré qui nous l'apprend, on faisait savoir à son de trompe qu'on demandait des chirurgiens pour les pestiférés, *et s'il se présente pour ce service des compagnons barbiers et apothicaires, ils seront pour cela reçus maistres* (2).

Des médecins pareils n'étaient guère gens de considération. Aussi, quand ils mouraient victimes de leur dévouement, on avait vite fait de les pleurer. *Il est mort*, écrit à la cour l'avocat fiscal de Montmorot, *un des enterreurs, comme aussi le chirurgien Malessart et Nicolas Boudot, son compagnon, qui traitaient les pestiférés : mais l'on tient qu'il*

---

(1) Archives communales, délibérat. du magistrat, 19 mai 1629, deux heures du soir.

(2) A. PARÉ, *Œuvres complètes*, Paris, 1607, p. 834.

*y a eu beaucoup de faute de ces deux derniers, ne s'étant
oncques voulu préserver dudit mal ni contenir dès qu'ils
en ont été atteints. Et comme ils étaient jeunes tous deux
et en leur vigueur, ils ont eu d'étranges phrénésies....*

Drôle d'oraison funèbre !

Après cela, dans ces temps-là, la mort d'un pauvre diable
ne tirait pas à conséquence. Nous avons scrupule à présent
de nous livrer à des essais qui seraient de nature à tuer
quelqu'un, voire à le faire souffrir. Qu'on se rappelle avec
quel sentiment de noble crainte Pasteur commençait ses
inoculations antirabiques.

Nos aïeux, pour s'éclairer, se livraient en public et contu-
mièrement à des expériences qui doivent rester comme un
criterium de leur sens moral.

Un jeune garçon de Baume, apprenti peintre, étant revenu
de Clerval, mourut, quatre jours après son retour, d'une
fièvre où les médecins ne reconnurent pas les signes ordinaires de la contagion. Mais une vieille femme, qui l'avait
visité dans sa maladie, étant morte subitement le dimanche
des Rameaux, cet accident donna l'éveil au magistrat, qui
invita les médecins à visiter le corps de la défunte. L'en-
quête médicale n'apprit rien. Toutefois, comme le cadavre
était couvert de *tanelures* et d'exanthèmes, on voulut éclair-
cir le fait, et on mit deux femmes *où ledict garçon estoit
mort ; mais elles n'y heurent pas demeuré huict jours, que
la plus jeune tomba malade de peste bien recogneue : si
bien que les ayant envoyées aux loges, la plus vieille mourut deux jours après ayant la peste aux deux aisnes* (1).

A Chenevrey, malgré les mesures ordinaires d'assainissement, la peste ne cessait de se reprendre dans les maisons
désinfectées. — On sut plus tard qu'un scélérat nommé

---

(1) 15 juin 1629.

Painblanc, qu'on employait comme nettoyeur, au lieu de travailler à éteindre le mal, cherchait à l'empirer. Il recueillait le pus des pestiférés et *il en engraissait les verrous des portes.* — Bref, on avait beau nettoyer les maisons de ce village, ce nettoiement ne les assainissait point, *car l'on a de nouveau mis des espreuveurs aux maisons que les nettoyeurs de Dôle avaient nettoyées pour une seconde fois, et tous les dicts espreuveurs en nombre de huict y ont prins la peste, dont cinq sont morts, et les aultres en apparence de guérison. Lesdicts nettoyeurs prévoient leurs excuses de ce qu'on leur donnait des espreuves du même village; mais les susdictes n'en estoient; ains deux auroient esté envoyées de Dôle par le S^r docteur Toyeau, l'une desquelles qu'estoit la sœur de l'un des nettoyeurs, est morte de peste, et l'aultre en est encore malade; et les aultres six étoient de Marnay et de Marnay-la-Ville* (1).

Il va de soi que, puisqu'on faisait si bon marché de la vie des gens de condition vile, quand ils se portaient bien, on devait fort peu s'apitoyer de les voir malades. Les sentiments de commisération dont on faisait montre avaient pour objet de dissimuler un fond naturel d'égoïsme et de dureté, que la peur seule faisait agir.

Un sentiment affecté ne trompe personne. Aussi les paysans n'en étaient pas dupes. Et quand, sous prétexte de les assister, on leur envoyait quelque médecin de la ville voisine, ils savaient à quoi s'en tenir sur l'intention du procédé; et ils n'en étaient pas charmés du tout.

Messieurs de Baume-les-Dames, ayant appris qu'un homme était mort subitement à Luxeuil, y députèrent sur-

---

(1) *Besongné du procureur d'office Viniel* (28 septembre 1628). Arch. départ.

le-champ deux chirurgiens pour les visiter. Mais les gens
du lieu, qui appréhendaient les résultats de cette visite,
contraignirent par force les deux chirurgiens à leur signer
une déclaration négative, et les chassèrent ensuite à coups
de pierres.... Les médecins, comme on voit, jouaient un
rôle assez piteux.

Impuissance d'une Cour souveraine.

En réalité, avant la conquête française, ce que nous en-
tendons par médecine des épidémies n'existait pas en
Franche-Comté. Et, sauf les cas de péril éminent, si une
maladie infectieuse éclatait sur un point quelconque de la
province, notre parlement souverain y restait étranger,
sinon indifférent. Il ne cherchait ni à combattre la maladie
par les ressources médicales qu'il avait sous la main, ni à
en découvrir les causes, afin d'en empêcher le retour. Il ne
disposait d'ailleurs d'aucuns fonds pour cet objet: et il n'aurait pas voulu imposer de nouveaux sacrifices à des pays
appauvris déjà et trop éprouvés par le fléau d'une infection.

Au surplus, le parlement manquait, sinon de bonne
volonté, au moins d'initiative et de puissance effective.
Souverain tant qu'on voudra, il ne tenait son autorité que
de seconde main. Il avait à côté de lui un gouverneur de
la province et un clergé tout-puissant à Rome aussi bien
qu'à Malines, sans compter des barons en possession de
privilèges et de droits féodaux dont ils se montraient très
jaloux.

Il y avait fréquemment des conflits de pouvoir résultant
de tant d'autorités en présence, dont les attributions étaient
bien déterminées, si l'on veut, mais s'enchevêtraient les
unes dans les autres. D'où confusion, gâchis, et finalement
impuissance.

L'administration du pays n'avait pas une direction ferme et assurée. Elle agissait avec trop d'indécision et de mollesse , et aucune réforme utile ne semblait pouvoir y aboutir.

Pour le prouver, je ne citerai qu'un fait. Bien que ce fait soit étranger à l'objet de cette étude, il mérite d'être rapporté, parce qu'il intéresse les recherches statistiques qui ont trait aux choses de la santé.

Dans la partie des Gaules soumise à l'autorité française, les premiers registres mortuaires remontent au règne de Henri III. Il fut longtemps question d'établir en Franche-Comté une comptabilité de cette nature, dont l'utilité saute aux yeux de tout le monde. En 1658, quand enfin le parlement exigea qu'il fût pris note des décès qui y auraient lieu, chose d'une urgence notoire, il rencontra une résistance inconcevable.

Les curés des paroisses enregistraient déjà avec plus ou moins d'exactitude les baptêmes et les mariages. Mais en cela ils avaient plus à cœur d'établir une attestation des sacrements reçus, qu'un certificat d'actes privés pouvant intéresser les individus ou leur famille. Et ils refusèrent la plupart de se prêter, même avec l'assurance d'une rétribution, au service patriotique qu'on leur demandait.

Et pourtant, pour obtenir leur consentement, la cour souveraine de Dole, qui sentait la nécessité d'une institution pareille, avait procédé avec de grandes précautions.

S'adressant à l'autorité ecclésiastique : « Messieurs, » écrivait-elle, les fiscaux de ce parlement nous ayant » remontré les difficultés qu'il y avoit de reconnaître et » vérifier les temps des décès de plusieurs personnes qui » souvent meurent dans une même famille, sans grand » intervalle qui puisse distinguer notablement les jours ou » les heures de leur mort, d'où arrivent des confusions

» d'hoirie et une incertitude dont l'éclaircissement ou la
» distinction ne peut se prouver qu'avec grand'peine et peu
» d'assurance, nous avons jugé que le remède seroit facile
» à cet inconvénient, si les curés des lieux tenoient des
» livres dans lesquels seroient écrits les jours de décès et
» même les heures, autant que faire se pourra, afin qu'on
» y puisse avoir recours dans les difficultés qui se forment
» faute de cette précaution, qui ne seroit pas de moindre
» utilité au publicque que les registres des enfants baptisés
» auxquels on se régleroit pour le paiement des extraits qui
» seroient faits des notes et actes desdicts décès, lorsqu'ils
» seroient demandés par les parties intéressées (1).

On faisait entendre au chapitre qu'il serait attaché à ce
petit surcroît de travail une modique rétribution. On savait
déjà que personne n'est indifférent sur ce point-là, pas plus
les gens d'église que les autres.

Malgré l'avis favorable du chapitre, on n'obtint rien du
bon vouloir de la plupart des desservants, qui n'étaient
rien moins que convaincus de l'utilité du service qu'on
voulait leur imposer, et qui, du reste, mettaient leur tranquillité et leur indépendance au-dessus du bien public.

On n'obtint pas davantage par des instances commina-
toires, par des arrêts du parlement. Une espèce de sauvage
rébellion, résultat d'une liberté excessive, était dans les
mœurs du temps.

Il fallut donc qu'une déclaration du roi Louis XIV pres-
crivît en 1685, aux lieutenants généraux des bailliages, de
viser et de parafer eux-mêmes les registres de paroisse.

Voilà comment la tenue des livres mortuaires s'établit
en Franche-Comté.

On voit à la mairie de Besançon, où ces précieux docu-

---

(1) Lettre de la cour au chapitre de Besançon (28 janvier 1658).

ments sont souvent consultés, un registre de décès tenu à l'église de Saint-Donat dès 1641, en latin. Mais c'est une exception. Toutes les autres paroisses ont commencé dans l'ordre suivant : Saint-Marcellin et Jussa-Moutier, en 1670 ; Saint-Pierre, en 1674 ; Bregille, en 1676 ; Saint-Maurice et Saint-Jean-Baptiste, en 1685 ; Sainte-Madeleine, en 1688.

Le curé de Bregille, que cette comptabilité n'amusait guère, a commencé son registre par cette annotation singulière : TABLE DES MORTS A BREGILLE ; LES PETITS ENFANTS, NON !.... Il se décida pourtant l'année suivante à faire comme les autres.

Résumé.

On peut dire que sous ce régime de robins pointilleux et gourmés, la pauvre médecine a joué un rôle absolument effacé. En tant que corps d'état elle n'existait pas. Il ne pouvait guère, en effet, y avoir de la solidarité entre gens d'une profession aussi peu considérée, aussi peu homogène surtout, et qui étaient, pour ainsi dire, étrangers les uns aux autres. Les médecins, du reste, avaient conscience de leur faiblesse à tous les points de vue, et, ce que sont obligés de faire les petits avec les grands, ils se mettaient servilement à la remorque de la magistrature et du clergé depuis longtemps organisés en corps d'état.

II.

DU RÔLE OFFICIEL DE LA MÉDECINE EN FRANCHE-COMTÉ
APRÈS LA CONQUÊTE (1670-1789)

Les médecins de l'intendance.

La domination française devait apporter de notables
changements à cet état de choses, car les nécessités du
salut public allaient primer, chez nous comme ailleurs, les
vieilles franchises des communautés ou des corps d'état,
comme aussi les droits des particuliers, lesquels, du reste,
ne leur avaient été consentis qu'à cette condition de
reprise tacite ou réservée.

Nous disions tout à l'heure que le parlement aurait pu
difficilement, même en vue du bien, instituer un service
de surveillance de la santé publique, sans rencontrer une
vive opposition, surtout de la part des communes et des
corporations, qui auraient été obligées d'en payer les frais.

On avait vu maintes fois, sous le régime des franchises
communales, les villages affligés de contagion repousser
les secours qu'on leur offrait, parce que, sans doute, ces
secours ne leur étaient jamais octroyés gratuitement. Ils
refusaient par peur de la carte à payer. Avaient-ils tort?

Ainsi, pendant la terrible épidémie de 1630, les gens de
Frasne-le-Château n'avaient pour apothicaire et chirurgien

qu'une bonne femme de l'endroit. Les fiscaux de Gray leur ayant proposé une personne plus entendue en l'art de guérir, ils firent réponse que celle qui les soignait l'était suffisamment, qu'ils s'en contentaient et n'en voulaient pas d'autre.

La ville de Baume aussi aima mieux s'entendre avec des parfumeurs du pays de Montbéliard, prétextant qu'elle ne voulait pas désobliger ses bons voisins, que de se servir *des bosserands* ou nettoyeurs que la cour du parlement lui avait adressés. En réalité, c'était une raison d'intérêt qui lui avait dicté ce choix. Ces derniers avaient une grande réputation d'habileté, et ils étaient devenus si excessifs dans le prix de leurs nettoiements, qu'ils demandaient cent soixante francs pour une seule maison, outre la nourriture et les frais de quarantaine. Si bien que les maîtres de maison disaient qu'ils aimaient autant *que l'on y mist le feug au long et au large.*

Le parlement n'insistait pas. L'intendance française, sans avoir égard à des oppositions de cette nature, forte du motif élevé qui la faisait agir, entendit être renseignée au sujet des épidémies, estimant qu'il était de son devoir de ne point se désintéresser d'événements ou d'accidents qui pouvaient porter un si grand dommage à l'Etat.

Quand donc elle était informée qu'une maladie putride ou une infection meurtrière sévissait sur quelque point de la province, elle n'hésitait pas d'y commettre sur place ou d'y envoyer un médecin capable chargé, non seulement de lui faire un rapport circonstancié sur la gravité de l'événement, mais aussi de prendre des mesures utiles et de prescrire aux malades un traitement convenable.

Ce n'était pas toujours à la satisfaction de nos campagnards, qui avaient en défiance toutes les attentions dont ils étaient l'objet de la part des grands, comme on va voir.

Une inspection médicale à Saint-Hippolyte-sur-Vuillafans (1738).

Saint-Hippolyte est une église élevée en rase campagne, au-dessus de la vallée d'Ornans et du côté de Vercel, tout à fait isolée avec la maison de cure sur un plateau où l'on respire un air pur, comme bien vous pensez, et vif en toute saison. Les champs et prés-bois des environs dépendent des cinq communes, Lavans, Voire, Durnes, Guyans-Durnes et Echevanne, qui forment la paroisse et qui sont éloignées de plus d'une demi-heure de leur église.

Il faut dire qu'à Guyans-Durnes, la plus importante de ces cinq communes, il y avait en cantonnement une demi-compagnie du régiment du roi, dont l'autre moitié était logée à Etalans.

« Depuis qu'on parle de malades dans cette paroisse, écrivait le subdélégué d'Ornans, M. Déservillers, à l'intendant, M. de Vanolle, « ce qui a commencé vers le 15 dé-
» cembre, il y est mort trente personnes, tant chefs de fa-
» mille qu'autres. On dit que cette maladie leur a été causée
» par la vermine et la corruption.... MM. Athalin et le
» Vacher, envoyés de Besançon pour assister ceux qui en
» avaient besoin, n'ont pu arriver à la maison de cure que
» dans la soirée du 5 janvier. Le lendemain, ils commen-
» çaient leurs visites dans les villages où ils ont trouvé
» trente-neuf malades à Lavans et seize à Durnes. Ce sont
» les deux localités les plus affligées.... »

M. Déservillers, qui est d'une prolixité et d'une indiscrétion divertissantes, raconte comment MM. Athalin et le Vacher étaient très embarrassés en arrivant. Le curé venait de mourir, — « on disait de la maladie régnante, mais
» en réalité c'était des écrouelles ; — le curé venait de

» mourir et tout à la cure se trouvait sous les scellés. Et nos
» médecins se demandaient : de quoi vivrons-nous ? Qu'au-
» rons-nous à manger ?.... Heureusement que j'avais eu la
» précaution de les faire suivre par trois hommes chargés de
» provisions de bouche et d'autres objets, avec une cuisi-
» nière pour les servir. »

Les paysans avaient eu vent de cette arrivée. Ils en
étaient très inquiets. On fut obligé de menacer d'amende
et de prison leurs échevins pour en obtenir du bois de
chauffage, dont on ne pouvait se passer au cœur de
l'hiver.

Quand on sut à Ornans ce que M. Athalin écrivait de la
maladie, « nos pharmaciens et médecins n'hésitèrent pas à
» dire que depuis le commencement de la mauvaise saison,
» ils avaient eu à traiter un grand nombre d'individus
» atteints de cette maladie, et que pas un n'en était mort ;
» que les habitants de la paroisse de Saint-Hippolyte de-
» vaient s'en prendre à leur sordidité et négligence, puis-
» qu'ils avaient voulu rester sans secours ni remèdes ; que
» ce mal arrivait souvent l'hiver, où les paysans se gorgent
» de viande de pourceau et de tout ce qui se nomme cochon-
» nade et boudins.... A la vérité, ajoute l'honnête subdé-
» légué, je blâme ces gens-là qui ont fait une bonne récolte
» et qui n'ont fait venir aucun médecin d'Ornans ou de
» Vercel, se contentant d'employer deux empiriques de
» Vuillafans, qui sont absolument dépourvus d'expérience
» et de remèdes. Je blâme encore plus, sans en rien dire,
» le procureur du roy, qui est allé plus d'une fois dans cette
» paroisse, qui savait ce qui s'y passait, et qui, par égard
» pour ses grangers — fermiers, — n'y a envoyé personne.
» Il y possède un logement ; il n'a pas eu le cœur d'en faire
» offre à ces messieurs. Il demeure tranquille à Ornans, dans
» sa maison, sans s'inquiéter de rien ; tandis que moi, je me

» démène pour procurer de l'assistance à des gens qui sont
» dans la peine.... »

Athalin et le Vacher, suivis des aides qu'ils avaient demandés, ne discontinuèrent pas de faire visite aux malades
jusqu'au 13 janvier.

Quand ils jugèrent que leur présence n'était plus indispen-
sable, ils voulurent, disent-ils, imiter M. Chicoyneau, premier médecin du roi, et raffermir par une allocution le
cœur des campagnards qu'ils allaient laisser et qui demeu-
raient encore valides. Où auraient-ils pu les rassembler
mieux, pour s'en faire ouïr, que dans l'église de leur paroisse ?.... « *En conséquence, c'est là que nous les avons
appelés pour les rassurer et pour les inviter à bannir la
crainte et la tristesse dont nous les avons trouvés saisis à
notre arrivée. Nous les avons engagés surtout à vivre so-
brement, et à n'user que de bons aliments, en leur persua-
dant que par ces moyens ils éviteraient de tomber malades.* »

On ne doit pas se moquer des mal chaussés, dit un vieux
proverbe. L'allocution des deux confrères m'a paru très amu-
sante, sinon spirituelle, quand j'ai eu sous les yeux la note
des dépenses qu'ils avaient faites à Ornans chez Jacques
Fole, à l'*Epée d'arme*, et l'énumération des victuailles qu'on
leur avait envoyées de chez la Jeanne Belin, de l'hôtel de la
Croix d'or : *vin vieux en bonnes bouteilles tenant pinte
de Bourgogne, grives et chapons, salaisons fumées, pois-
sons d'eau douce, morue et merluche, écrevisses, crème
douce....* Et quoi encore ? Et tout cela, bien entendu, aux
frais des pauvres communautés de la paroisse, sans compter
les honoraires.

Cette inspection médicale d'office a coûté la bagatelle de
huit cent quatre-vingt-sept livres seize sous et zéro denier.

Athalin était un professeur en renom et un recteur magnifique de l'Université ; et son collègue Le Vacher avait une certaine célébrité chirurgicale. Leur autorité morale était considérable, et ils représentaient dignement l'un et l'autre l'art qu'ils servaient. Il était donc bien sûr qu'une mission accomplie par des hommes de cette valeur porterait de bons fruits.

Qu'on compare la situation de ces médecins délégués par l'intendance avec celle des pauvres fraters de village dont les officiers des bailliages se faisaient accompagner pour en obtenir des renseignements qu'on aurait aussi bien demandés, et qu'on avait parfois demandés au premier empirique venu. Qu'on compare !....

On n'avait eu affaire autrefois qu'à des gens de métier ; tandis que les médecins distingués que l'intendance choisissait pouvaient marcher de pair avec les docteurs en droit civil et en droit canonique, et ils avaient en plus cette solidité de jugement que donne l'habitude d'observer, c'est-à-dire de raisonner d'après les faits et non à l'aide de syllogismes.

Un inspecteur des hôpitaux, le chirurgien-major Bernier.

Après l'inspection médicale qui avait eu lieu à Saint-Hippolyte-lez-Durnes, on fut quelques années sans en prescrire une nouvelle. Mais à partir de 1750, des missions de cette espèce, qu'il est inutile de relater ici, ne discontinuèrent presque plus. Ce qui prouve qu'on ne s'était pas trop mal trouvé des précédentes.

Le chirurgien-major Bernier, inspecteur des hôpitaux du comté de Bourgogne, fut plusieurs fois chargé de visiter des localités ravagées par une épidémie. Laissez-moi me livrer à une petite digression au sujet de ce titre d'inspec-

teur des hôpitaux. Cette digression servira à nous faire
connaître les mœurs et les susceptibilités du personnel hos-
pitalier d'autrefois.

Par un traité passé avec l'intendance et renouvelé tous
les six ans, nos hôpitaux s'engageaient, moyennant un prix
de journée fixé pour chaque homme à 15 et à 18 sous, à
recevoir et soigner convenablement les soldats malades.
C'était là, pour la plupart de nos établissements hospitaliers,
une somme considérable de revenus, — car notre province,
pays frontière, relevant du ministère de la guerre, était
occupée par des garnisons tout aussi nombreuses, sinon
plus, qu'aujourd'hui. — Ces revenus, c'était le beau côté de
la médaille. Au revers il y avait des inspections....

Car il fallait bien s'assurer si l'hôpital ne renfermait pas
indûment des traîneurs (1); si les linges, ustensiles et médi-
caments étaient satisfaisants ; si les registres étaient bien
tenus, *sans interlignes, ni blancs, ni ratures* ...

En 1758, le chirurgien-major Bernier fit la visite de l'hôpital de Saint-Claude. Son inspection fut subie sans mur-
mure cette fois-là. Mais elle parut à MM. les directeurs
— féminins — une entreprise étrange contre leurs privilèges. Ils n'entendaient pas reconnaître un droit quelconque
de contrôle à l'intendance, et ils résolurent de s'en affranchir à l'occasion....

L'année d'après, M. Bernier prévint malencontreusement

____

(1) Il se commettait quelques fraudes par-ci par-là que les inspecteurs
avaient pour but de faire disparaître. Ainsi, en 1758, l'hôpital de Gray
était censé renfermer un soldat du nom de *Claude Simonnin, de la
colonelle générale, compagnie de Balay, lequel ne s'étant point représenté
à notre visite, fut par nous reconnu absent, étant chez des parents à
cinq lieues de distance de Gray, et de plus reconnu pour un coureur
d'hôpital, ayant déjà parcouru la plus grande partie de ceux de cette
province, ledit Simonnin étant cependant déclaré incurable suivant le
certificat des chirurgiens.* (Rapport du chirurgien-major Bernier.)

l'hôpital de son arrivée pour le jour suivant. On l'attendit de pied ferme.

Il se présente accompagné du chirurgien Forestier et d'un sieur Guirand, bourgeois.

Notre inspecteur frappe à la porte. Mais les verrous étaient mis. La supérieure paraît à une fenêtre du premier étage et déclare résolument « *qu'elle n'ouvrira pas, qu'elle a ordre de n'ouvrir point....* »

M⁰ Bernier requiert que « l'entrée de l'hôpital lui soit » permise, et qu'on lui représente, ainsi qu'on l'avait fait à » son inspection précédente, les effets, ustensiles et four- » nitures nécessaires aux militaires qui se présenteraient. » Madame la supérieure répond que « les administrateurs » n'entendaient point être soumis à aucune visite de la » part du roi ; que s'ils avaient permis l'entrée de leur » hôpital à un chirurgien-major, ils l'avaient fait sans con- » séquence, comme à un étranger ; qu'au surplus, cet » hôpital n'étant confié et sujet qu'à leurs soins, ils refu- » saient net de recevoir un inspecteur quelconque.... »

M⁰ Bernier insiste. Il demande seulement *qu'on lui permette d'entrer pour consigner dans un procès-verbal les dires et déclarations qu'on lui opposait.* On refuse encore. Et, comme la supérieure ne veut pas avoir l'air de perdre son temps à parlementer davantage, elle ferme sa fenêtre et disparaît.

Évidemment les assaillants étaient battus.

M⁰ Bernier rédigea donc au milieu d'une cour le procès-verbal, en présence des deux personnages qui l'accompagnaient. Puis, comme le secrétaire de la subdélégation survint en ce moment-là, on heurta de nouveau à la porte, mais ce fut en vain : personne ne daigna même se montrer de l'intérieur pour répondre.

Le procès-verbal est signé *Bernier* et *Guirand*. On lit

au-dessus de ces deux signatures : *Et après la clôture du présent procès-verbal, nous l'aurions présenté à signer audit Forestier, chirurgien, lequel nous a répondu, en présence des soussignés, qu'il ne pouvait désavouer les faits contenus audit procès-verbal, mais qu'il ne voulait le signer, dans la crainte que messieurs du chapitre ne lui en fissent mauvais parti, et ne le congédiassent. Signé Domergue,* exempt de la maréchaussée ; *Dauphin,* contrôleur général de la saline de Montmorot, et *Bernier.*

Le docteur Bernier était pourvu d'un titre un peu pompeux, ce qui ne laissait pas de lui donner quelque prestige. Il avait d'ailleurs tout ce qu'il faut pour un représentant officiel de l'autorité, gravité, prestance, courtoisie et sang-froid, et avec cela des talents et une solide instruction.

On sent à la lecture de ses rapports qu'il prend au sérieux la mission dont il était chargé. Ce qu'il fait comme ce qu'il dit est correct et méthodique.

Écoutez comme il procède dans sa relation au sujet d'une épidémie qui sévissait en 1757 à Chantrans, à Amancey, à Flagey et dans quelques autres localités de la subdélégation d'Ornans : *Nous, inspecteur des hôpitaux du comté de Bourgogne, sur l'ordre qui nous a été donné par M⁰ Anda, premier secrétaire de l'intendance, de nous rendre dans le bailliage d'Ornans, etc....*

Arrivé dans cette ville à cinq heures du soir, le 5 janvier, Bernier confère d'abord avec le subdélégué M. Déservillers ; puis, le lendemain de bonne heure, accompagné de plusieurs médecins et chirurgiens des environs et du curé de Chantrans, il se rend dans ce dernier village, qui comptait déjà vingt-trois décès. Il y trouve encore neuf malades plus ou moins gravement atteints.

A Flagey, il voit sept fiévreux, dont deux étaient à l'agonie. Il y pratique l'autopsie d'un individu mort de la veille....

Il charge le chirurgien Marchand, d'Ornans, de suivre tous les malades qu'ils avaient vus; et le curé accepte de bonne grâce de leur préparer du bouillon.

Le jour suivant, notre inspecteur se transporte à Amancey, avec son état-major, puis de là à Vilayer, *où le sieur curé nous avait informé qu'il y avait encore cinq ou six malades, et nous étant présenté pour leur procurer les secours convenables, leurs portes nous ont été fermées ; et plusieurs habitants ont répondu qu'il n'y en avait point qui eussent besoin de nous. C'est pourquoi nous nous sommes retiré sans autre information.*

Le 12, il passe à Amondans et à Malans, qui sont de la paroisse de Vilayer.

A Malans, *où l'on ne compte que vingt maisons,* tout le monde était dans la consternation. Treize chefs de famille y étaient morts dans les douze premiers jours. Il y avait encore dix-huit malades, la plupart en danger. *Le curé, de bonne foi et sans connaissances, avait administré aux malades un remède composé de jalap et de scammonée avec du vin blanc dans un gobelet d'antimoine, ainsi que le fait nous a été affirmé, remède si évidemment dangereux, que nous avons cru devoir inviter le sieur curé à ne plus employer ledit remède, et à ne plus s'opposer à ce qui serait ordonné par le sieur Ordinaire.*

Le chirurgien Ordinaire avait pour résidence Amancey. Il fut requis de soigner les malades de sa région.

Il est aisé de voir, par le traitement et par le régime simple qu'il prescrit à ses fiévreux, que Bernier était un médecin sage et expérimenté.

Quant aux causes de la maladie, il les trouve *dans les vicissitudes des saisons et dans les pluies continuelles de l'été dernier.*

Il l'attribue aussi *au froid excessif et aux brouillards épais*

*et visqueux, qui y ont succédé; aux mauvais aliments, à la
misère et à un travail forcé* (13 janvier 1757).

Mais, jusque-là, ces médecins délégués ou commis à une
épidémie n'avaient pas été investis d'une mission permanente, avec titre et brevet, de manière à leur permettre de
se mouvoir avec plus d'indépendance et de dignité. Ils devaient, par conséquent, un peu manquer de cette assurance
et de ce coup d'œil qu'on finit par acquérir dans l'exercice
d'un devoir ou d'une fonction.

Les médecins du roi pour les épidémies.

Avec ces inspecteurs-ci, pourvus d'un titre officiel, il
semble enfin que la médecine va être appelée à dire son mot
dans les choses de ce monde. Elle aura qualité pour cela.
Elle pourra sinon annihiler les courants morbides par des
moyens thérapeutiques, au moins agir officiellement contre
eux par l'hygiène, en prescrivant des mesures de salubrité.

La voilà entrée hautement dans les conseils souverains.
Elle n'en sortira plus.

Le docteur France (1760) est le premier qui ait été
nommé en titre *médecin du roy pour les épidémies en
Franche-Comté*. Mais comme il fut appelé peu de temps
après, en 1763, à une chaire de médecine à l'Université de
Besançon, il résigna ses fonctions d'inspecteur ou de *médecin du roy* en faveur de son ami Xavier Girod, qui lui suc-
céda.

Celui-ci prit au sérieux sa tâche. Non content de rensei-
gner l'administration sur la marche d'une épidémie, sur les
causes probables de la maladie et sur les moyens de la combattre, il résolut de faire de la prophylaxie.

S'il était des épidémies qu'on pouvait attribuer exclusive-
ment à des conditions locales d'insalubrité, il y en avait

d'autres dont les apparitions ne s'expliquaient pas d'une manière aussi simple. Et personne n'était en possession d'un moyen de les éviter.

Le type le plus remarquable de ces maladies était la variole.

Il n'y en avait pas qui fût plus terrible, ni si universelle, ni si persistante, ni si abominable.

On voyait bien, par-ci par-là, dans nos pays et de siècle en siècle, apparaître une épidémie de peste à la suite d'une guerre, car, *après la guerre la famine, et après la famine la peste*, maxime de bonne observation qui s'est encore vérifiée, comme on s'en souvient, en 1870 ; mais les épidémies de variole ne discontinuaient jamais.

Elles ne laissaient pas pour autant de causer une terreur profonde parmi les populations où elles sévissaient.

Si encore cette hideuse maladie n'avait été que meurtrière ; si elle s'était bornée, comme la peste ou le typhus, à enlever le quart ou même plus de ceux qu'elle atteignait, on l'aurait peut-être laissée faire.... Mais, au lieu de cela, elle imprimait sur le visage de ses victimes des cicatrices indélébiles. Non contente de tuer, elle défigurait.

Partant de cette double donnée fournie par l'observation :

a) Que la variole n'atteint pas deux fois le même sujet ;

b) Qu'elle le défigure d'autant moins qu'elle l'atteint dans un plus bas âge ;

on eut l'idée en Circassie et en Géorgie, où l'on commerce plus spécialement de la beauté des femmes, d'inoculer le virus de la variole aux enfants qui venaient de naître. Et de cet usage, il surgit une troisième loi physiologique, à savoir :

c) Que l'inoculation ne présente aucun danger....

Voilà qui est considérable.

On comprend que sans les essais empiriques des peuples

d'Asie, dont les résultats étaient si surprenants, l'idée ne serait jamais venue à un homme sensé de donner à quelqu'un une maladie pour l'en préserver.

Aussi cette méthode de préservation fut-elle très lente à passer dans la pratique.

Peu à peu cependant elle fit du chemin. — L'évidence était là ! — Et elle arriva de Constantinople à Londres, où le roi Georges Ier fit inoculer ses enfants.

Qu'on me dise pourquoi en France, malgré de favorables résultats, l'inoculation resta toujours en discrédit !....

Le docteur X. Girod eut l'honneur de l'introduire et de la généraliser en Franche-Comté, où il parvint, à force de persévérance, à créer *un service public pour les inoculations*.

Un véritable homme de bien, le Dr X. Girod.

Ce médecin naquit à Mignovillard, en 1735.

Tous les Girod de Franche-Comté descendent d'un ancien officier des gens de pied de Jean de Châlon, prince d'Orange ; et de mâle en mâle, ils se sont transmis ou l'épée ou la lancette. On en formerait une innombrable lignée de médecins et de soldats.

Girod fit en médecine des études brillantes. Ses parents, frappés de ses succès, lui conseillaient de perfectionner son instruction par un séjour à Paris ; mais jamais notre jeune docteur n'y voulut consentir, dans la crainte d'imposer des charges trop lourdes à sa famille.

On avait essayé plus tard de l'y attirer, mais il préférait sa « tranquille résidence de Mignovillard, où il partageait » son temps entre l'étude de la médecine et des mathéma-» tiques. D'ailleurs, il n'avait d'autre ambition que celle de » succéder à son père, dont il avait souvent admiré le dé-

» vouement pour les malades, et spécialement pour les
» pauvres (1). »

Il avait peu d'amis, peu de fortune, peu de besoins.
C'est l'éloquent Vicq-d'Azir qui a ainsi buriné en quelques
mots le caractère du vrai Franc-Comtois : *Peu de fortune
et peu de besoins !....*

Girod avait été nommé, comme nous l'avons dit, médecin du roi pour les épidémies, sur la recommandation de son
ami France. A peine installé dans ses nouvelles fonctions,
qui étaient à sa taille et qui devaient lui aller si bien, notre
inspecteur se mit courageusement à la tâche.

Il commença par s'attaquer aux épidémies de petite vérole, les plus meurtrières, parce qu'elles exerçaient leurs
ravages en permanence dans le pays. Il résolut de faire par
humanité ce que les Orientaux faisaient dans des vues
d'ignoble spéculation.

Dans le principe, on pratiquait des incisions qu'on re-
couvrait ensuite d'un fil imbibé de pus variolique. Girod
simplifia l'opération en se bornant à faire quelques piqûres
superficielles avec une lancette chargée de virus.

Il rencontra plus d'une difficulté dans l'accomplissement
de son œuvre de bienfaisance ; il eut à lutter contre bien
des envieux. Mais il était trempé de manière à confondre
les uns et à surmonter les autres.

Il est juste de dire que si notre vaillant compatriote eut
affaire à des malveillants qui dénigraient son entreprise, et
qu'on surnommait les antiinoculateurs, il avait, par contre,
de chauds partisans qui multipliaient son action humani-
taire sur tous les points de la province : **P.** Anatoile GIROD,
à Mignovillard ; **P.-F.** GIROD, à Largillat ; NICOD, à Frasne ;

---

(1) *Bulletin de l'Académie de Besançon*, 1881, p. 91. (Rapport du docteur Lebon.)

Poncet, à Lavigny ; Devillaine et Balland, à Champa-
gnole ; Nottet, Charnaux et Combelle, à Salins ; Bouvet,
à Sirod ; Julliard, à Vesoul ; Vivier, à Charriey ; et d'autres
encore dont les états statistiques sont conservés dans les
archives de l'intendance.

L'inoculation pouvait-elle être pratiquée sans danger
dans les villes ? Ne risquait-on pas, en donnant une petite
vérole bénigne à ceux qu'on inoculait, de répandre dans le
peuple le germe d'une épidémie et de faire naître de proche
en proche une infection meurtrière chez ceux qui n'auraient
pas été inoculés ?

Le parlement de Besançon, gardien vigilant de la sécurité
publique, s'alarma, non sans raison, des progrès de cette
méthode et rendit l'arrêt que voici :

« Sur la requête présentée à la Cour par le procureur général,
» contenant :
» Qu'il est informé que l'usage de l'inoculation qui, depuis
» quelques années, avait eu beaucoup de discrédit dans la pro-
» vince, vient d'y prendre faveur, notamment dans la ville de
» Besançon ; que, sans entrer dans l'examen des avantages ou
» des inconvénients de cette méthode, qui ne peuvent être véri-
» fiés que par une longue expérience, il suffit, pour en défendre
» l'usage, du moins dans les villes, qu'il soit certain que la
» petite vérole donnée par la voie de l'inoculation peut se com-
» muniquer et devenir très dangereuse pour les personnes qui
» la prennent :
» A ces causes, le procureur général requiert :
» Qu'il soit fait défense à toute personne exerçant la méde-
» cine ou la chirurgie, de pratiquer l'inoculation dans les villes
» et faubourgs du ressort de la cour, à peine de trois mille francs
» d'amende applicables, un tiers au dénonciateur, et les deux
» autres tiers aux hôpitaux du lieu. » (**22** *mai* 1770.)

Voilà certes une objection sérieuse. Mais alors pourquoi
ne pas étendre la prohibition à toutes les bourgades ?

Une autre objection, — elle fut reproduite il y a une

vingtaine d'années par H. Carnot, père du président actuel de la république, — contre la vaccine, c'est que les inoculés vivaient moins que ceux qui ne l'avaient pas été. Et on appuyait cette assertion sur de prétendues statistiques de Londres.

Girod fit exprès le voyage d'outre-Manche pour s'assurer que ces calculs étaient faux.

Son voyage à Londres lui permit de constater que l'inoculation s'y pratiquait tous les jours sur les enfants trouvés ; que les officiers y faisaient communément inoculer leurs recrues par mesure de préservation.

Cet homme de bien avait réussi à populariser l'inoculation dans nos pays. Il en avait pour ainsi dire fait disparaître le fléau de la petite vérole. On l'y révéra longtemps comme un père.

Il jouissait d'une très grande notoriété. En 1777, une épidémie violente de variole s'était déclarée à Paris. On prit peur à Versailles, à cause de la proximité, et Louis XVI consentit à se faire inoculer ; mais il voulut que l'opération fût faite par Girod lui-même.... « Le message royal trouva » le Dʳ Girod à Frasne, où il donnait ses soins aux derniers » malades d'une épidémie qui venait d'y sévir. C'étaient la » célébrité, la fortune et les honneurs qui s'offraient inopi- » nément à lui. Et cependant, pour rester fidèle aux prin- » cipes qui lui avaient toujours fait préférer une vie de » dévouement obscur et d'abnégation à tout autre chose, » Girod déclina l'honneur qu'on lui faisait. Il fallut que » M. de Lacoré combattît ses scrupules, fît valoir à ses yeux » l'intérêt que l'humanité avait au succès de l'inoculation, » pour le décider à se rendre à l'appel de Louis XVI (1).... »

A Versailles, toute la cour se soumit à l'opération. Princes

---

(1) Rapport du docteur Lebon. Académie de Besançon, *loc. cit.*, p. 96.

et princesses furent inoculés par quatre piqûres : le roi seul en demanda une cinquième. Et c'est chez lui, comme le prévoyait Girod, que l'éruption fut le moins abondante.

Turgot, le marquis de Villeroy, le comte de Belsunce, et une foule d'autres personnages, furent pareillement inoculés.

L'année suivante, le roi Louis XVI accorda à Girod des lettres de noblesse (1), et la ville de Besançon lui donnait droit de cité en 1779.

En 1783, le docteur Girod mourait à l'âge de quarante-huit ans, dans le village d'Arlay, succombant à une fièvre pernicieuse qu'il y était allé combattre. C'était mourir au champ d'honneur.

Arlay, dit J.-B. Perrin, dans ses notes historiques sur la ville de Lons-le-Saunier, *obligé de laisser au village de Mignovillard l'honneur d'avoir produit le célèbre inoculateur, J.-F.-X. Girod, reste au moins dépositaire des cendres de ce grand médecin, qui, en 1783, y succomba victime de ses efforts à combattre une maladie contagieuse.*

Girod était depuis longtemps membre correspondant de la Société royale de médecine. Son éloge y fut prononcé par le célèbre Vicq-d'Azir, qui disait en terminant : *Une nation juste et qui sentirait le prix d'un tel bienfait ne manquerait pas d'élever un monument ou de consacrer une médaille au médecin qui le premier a répandu l'inoculation dans les campagnes* (2).

Grâce à lui la variole était vaincue.

---

(1) Voici l'extrait du règlement de ses armoiries : *Antoine-Marie d'Hozier, etc., avons réglé pour les armoiries un écu d'azur à trois colonnes d'or rangées en pals ; ledit écu timbré d'un casque de profil orné de ses lambrequins d'or et d'azur.* — *Devise :* VARIOLIS INSITIONE DOMITIS ; *et au-dessous :* XXV.

(2) Lu en séance publique le 31 août 1784.

Philipon de la Madelaine a fait précéder l'éloge du médecin franc-comtois de ces quelques mots de préface : *J'ai voulu rendre public ce portrait d'un de nos concitoyens qui ne vécut que pour son pays et mourut pour son devoir. Dans une province où plus de vingt mille individus lui doivent la vie, il a des droits à la reconnaissance de beaucoup, des titres à l'estime de tous.*

Qui d'entre nous, médecins, ne serait fier de mériter un pareil hommage ?

Girod n'a pas inventé l'inoculation. Jenner, non plus, n'a pas inventé la vaccine. Ils n'en sont pas moins des bienfaiteurs à qui nous devons ces méthodes préservatrices ; ils n'en sont pas moins les semeurs, les propagateurs de l'idée salutaire, ceux qui, par conséquent, devraient en recueillir les fruits, c'est-à-dire le tribut de nos hommages et de notre reconnaissance.

Joseph Frank, dans le monument d'immense érudition qu'il a consacré à la médecine pratique [1], donne la nomenclature des savants qui ont défendu ou attaqué l'inoculation par leurs écrits ou autrement. J'y ai vainement cherché le nom de notre grand et modeste compatriote. Nos bonnes gens de Comté l'ont dit bien des fois, *ce n'est pas celui qui a gagné l'avoine qui la mange.*

Le docteur Nicod avait succédé à Girod comme inspecteur spécial des inoculations de Franche-Comté. Toutefois, comme le service d'inspection des épidémies, dans une province aussi étendue, était trop lourd pour un seul homme, il fut réparti entre quatre médecins en résidence sur différents points, MM. Nicot, Nicolle, Pierre et Oudot [2], qui étaient qualifiés de *médecins du roi pour les épidémies.*

---

[1] *Praxeos medicæ præcepta universa* Lipsiæ, 1826-1832.

[2] Le sieur Oudot contracta la fièvre typhoïde à Sampans, en 1788, et, comme le docteur Girod, il mourut noblement au champ d'honneur.

Résumé.

Rien ne frappait plus l'esprit des populations dans les campagnes, au XVIIIe siècle et aux temps antérieurs, que l'apparition soudaine d'un mal épidémique.

On ne songeait guère à en chercher les causes dans les habitudes qui étaient anciennes et de tradition, dans la malpropreté, dans un régime misérable, dans les privations, dans l'intempérance et les excès de toutes sortes auxquels on s'était livré auparavant tant de fois impunément.... Non, on croyait à des courants ou vents d'infection, à des miasmes, à des ferments, pour un peu, je dirais à des microbes répandus dans l'air ou dans les eaux, à des influences occultes en un mot, qui agissaient sans qu'on sût ni pourquoi ni comment.

Nos villages étaient tous pourvus de nombreux guérisseurs, de devins, de médecins du secret, d'empiriques se disant chirurgiens, mais qui n'étaient pas moins crédules que ceux qu'ils traitaient. Ces pauvres gens n'avaient foi qu'à l'efficacité des graisses de pendu, des onguents de sacristie et des poudres d'ermite, ou qu'à la vertu des herbes récoltées d'une certaine façon et la veille de la Saint-Jean, et ils n'avaient recours qu'à une thérapeutique insensée. Des médecins pareils contribuaient certainement à entretenir les croyances superstitieuses du vulgaire sur la nature des maladies.

Les hommes d'une science éclairée qui furent envoyés, par les soins de l'Intendance, dans toutes les directions pour assister les malades, ont ramené peu à peu les esprits à des idées plus saines.

On dira : mais était-il donc besoin d'être un médecin bien docte pour reconnaître les vraies causes de l'insalubrité?

Tout homme un peu clairvoyant ne pouvait-il pas en faire autant?.... D'ailleurs, signaler ces causes, ce n'était pas les faire disparaître.

Non ; mais nos médecins d'épidémie les signalaient avec l'autorité que donne toujours un caractère officiel. Puis, ils étaient en situation d'agir et de provoquer des mesures d'assainissement; ce qui était considérable. Leurs successeurs n'avaient plus qu'à marcher dans la voie ouverte et à continuer une œuvre aussi utile.

III.

DU ROLE OFFICIEL DE LA MÉDECINE EN FRANCHE-COMTÉ APRÈS LA RÉVOLUTION FRANÇAISE

Extension du rôle de la médecine à la morale.

Je pourrais terminer ici ce *memento* historique et tirer mes conclusions, puisqu'à présent la Franche-Comté n'est plus même une expression géographique.

Cette province a été divisée en trois départements : le Doubs, la Haute-Saône et le Jura, qui, en vertu de la loi, auront autant de médecins titulaires des épidémies que d'arrondissements.

On voit qu'au lieu d'un, puis de quatre inspecteurs de santé, la vieille comté de Bourgogne en comptera onze.

Il y aura de plus, pour chaque arrondissement, un conseil d'hygiène et de salubrité, et dans chaque ville, une commission des logements insalubres, dont plusieurs médecins seront appelés à faire partie.

Enfin bientôt, espérons-le, des médecins communaux et cantonaux, sérieusement institués et qualifiés, seront chargés de veiller à la santé publique dans chaque circonscription.

On comprend quels services des hommes de science et de pratique bien dirigés seront en situation de rendre à la patrie et à l'humanité, s'ils savent puiser, dans un profond sentiment de leurs devoirs, le zèle et le dévouement dont chacun a besoin pour accomplir sa tâche.

Par la création et le complément des institutions toutes modernes que je viens d'énumérer, la médecine finira par occuper la place qui lui revient dans la société et par acquérir la capacité administrative dont elle a besoin. Elle saura concourir à des réformes salutaires et résoudre en partie les graves problèmes d'hygiène publique qui s'imposent déjà, et de plus en plus, à notre génération.

Le plus sérieux de tous ces problèmes, c'est celui-ci :

Pendant que certaines maladies infectieuses ou contagieuses, qui sévissaient jadis épidémiquement, comme la variole, les fièvres putrides ou adynamiques, les dysenteries d'automne, les affections charbonneuses, les pleuropneumonies, etc., tendent manifestement à disparaître, grâce sans doute à des mesures d'assainissement et aussi à des améliorations du régime alimentaire des populations, nous voyons d'autres affections non moins générales, et à coup sûr plus odieuses et plus préjudiciables au bien public et particulier, se multiplier, faire des ravages dans tous les rangs de la société et menacer notre race d'une dégénérescence inquiétante. Je veux parler de la tuberculose, du nervosisme, des maladies mentales, etc.

Ce ne sont plus des courants miasmatiques ou pestilentiels qui produisent ces maladies, ni même la simple contagion, quoiqu'on le prétende. Elles paraissent bien se rapporter, dans l'immense majorité des cas, à des habitudes malsaines, ou le plus souvent à une transmission héréditaire.

C'est là une vérité d'observation très ancienne et que la science micrographique aura de la peine à déraciner.

Je n'ai pas la prétention de m'élever contre les essais

d'inoculation qu'on poursuit en ce moment sur des lapins ou des cobayes, *in anima vili*. Ces essais donneront toujours quelques résultats scientifiques un peu intéressants. Mais osera-t-on jamais tenter, comme mesure de prophylaxie générale ou de salubrité, d'inoculer à l'homme le virus d'affections considérées jusqu'ici comme héréditaires?

Dans ce cas, nous serions en droit de nous demander si l'humanité pourrait supporter cette infusion de tant de virulence et de septicité sans que son intégrité organique en souffrît....

Je me souviens que Beck, de Christiania, avait essayé, dans le temps, de syphiliser les gens pour empêcher de contracter la vérole. Idée toute germanique! Ses propositions ont fait peur et n'ont eu qu'un très médiocre succès.

Mis en présence d'une décadence possible de la santé générale, que va faire l'État? Peut-il ne pas s'en préoccuper? A qui devra incomber naturellement la tâche de diriger ses efforts protecteurs? Est-ce aux pharmaciens et aux chimistes? Est-ce aux savants de laboratoire? Est-ce aux moralistes, à la philosophie ou au clergé?

Eh non! c'est aux médecins, et aux médecins seuls, qu'il appartient de résoudre en connaissance de cause les importants problèmes que nous ne faisons que mentionner.

La médecine n'a donc pas dit son dernier mot.

Devoirs des médecins commis à la santé vis-à-vis des pouvoirs publics.

Dans notre industrie horlogère, il y a deux sortes d'artistes : ceux qui font les montres et ceux qui les réparent. On appelle ces derniers des *rhabilleurs*. Comme on leur apporte en réparation de vieilles pièces d'horlogerie dont le mécanisme est souvent usé par un long frottement, le *rhabillage* est parfois une amère plaisanterie. Aussi c'est la partie la plus ingrate de la profession.

Il ne s'agit plus seulement de *rhabiller* la santé, rôle auquel on a voulu trop longtemps condamner la médecine ; elle a, croyons-nous, mieux à faire qu'à poursuivre le merle blanc en élevant cette prétention peu justifiée, de prolonger artificiellement la vie des moribonds et de se mettre ainsi en travers des lois naturelles.

N'est-ce pas, en effet, se mettre en travers de ces lois, dont tout médecin doit être un fervent sectateur, que de prétendre assainir celui qui continue à s'empoisonner, ou guérir un névropathe qui continue ses habitudes de débauche ?.... N'est-ce pas les méconnaître encore que d'espérer refaire la constitution d'un sujet dégénéré, sans changer radicalement ses conditions de vie ? Que de croire que par sa descendance un sujet pareil ne contaminera pas la race ?....

L'art de guérir a peut-être un peu trop servi l'individu au détriment de l'espèce elle-même : et c'est assurément pour cela qu'on s'est demandé, non sans quelque apparence de raison, s'il n'avait pas été jusqu'ici aussi nuisible qu'utile à l'humanité.

Beaucoup d'états morbides ne sont pas le fait des circonstances extérieures, mais paraissent être imputables à l'hérédité, ou plus souvent encore à un mauvais dressement et à des habitudes d'intempérance.

Hérédité. — Quand on a dans son troupeau un produit mal venu, on en tire le parti qu'on peut. Mais on évite soigneusement d'en faire un reproducteur, de peur d'en avoir de mauvais produits.

Evidemment nous ne pouvons pas noyer les enfants difformes dans l'Eurotas. Nos usages, notre sentimentalité actuelle, notre civilisation, en un mot, ne nous permettent même pas de nous opposer aux unions malsaines.

Et pourtant !....

Je puis ici, sans violer le secret professionnel, relater la généalogie de toute une parenté d'*imbéciles* que j'ai été à même d'observer dans mon pays. La chose était facile dans une localité où tout le monde se connait.

Un ancien grenadier de l'armée royale, surnommé Fleur-d'Epine, avait épousé un peu avant la Révolution une fille d'un village voisin, qu'on disait issue de parents aliénés.

De cette maison sont nés *trois* enfants qui ont fait souche et qui ont donné sur place *neuf* rejetons mariés.

Cette nouvelle génération a formé *vingt-cinq* descendants mâles et femelles ayant atteint l'âge nubile. Et beaucoup s'étant mariés, de ceux-ci sont nés *quarante-deux* enfants, dont la plupart vivent encore.

Je n'entends parler que de ceux qui sont restés au pays et que j'ai connus à peu près tous.

Sur trois rejetons, la première génération a donné *un* fou avéré 1

    La deuxième en a donné *quatre* sur neuf 4

    La troisième, *cinq* sur vingt-cinq. 5

Et la quatrième, jusqu'ici — je dis jusqu'ici — en a donné *sept* sur quarante-deux 7

                                   17

Et j'en oublie !....

Soit 17 sur 79, un peu plus de **21** 0/0 ; dix-sept qui ont été fous en plein, courant les champs, hospitalisés ou tenus sous barre dans leurs maisons ; sans compter les autres détraqués de cette grande famille....

Car, à côté des aliénés à mettre en cellule, il y avait un sourd-muet, un certain nombre de sujets faibles d'esprit et à cerveau mal équilibré. Plusieurs d'entre eux n'avaient pas franchi tout à fait les frontières de la folie ; mais ils étaient à cheval dessus. Les uns parlaient seuls en marchant, la bouche toujours pleine de salive ; et les autres avaient une marotte à répétition…. Tous emportés, braques, très susceptibles et surtout très vains de leurs richesses ou de leur personne : de vrais lève-nez, comme on dit au village.

Un des moins excentriques — que je n'ai pas compris dans la catégorie des fous, bien entendu — s'était amouraché d'une de ses cousines. Un samedi soir, il vient à la fenêtre de la chambre de cette fille pour lui proposer le mariage, et, sur son refus, va se noyer dans l'Ognon. Il appartenait à la troisième génération.

Que vont donner les générations qui suivent ?….

La morbidité semble s'atténuer d'une manière sensible par le croisement, j'en conviens. Mais il n'est pas moins fâcheux de constater qu'en cent ans, plus du cinquième des membres de la famille aura été privé de la raison ; et que, dans cent ans encore, les enfants qui en naîtront auront, à cause du sang impur de cette engeance, une certaine disposition à l'insanité mentale.

Voilà comment la folie s'est multipliée dans un des plus beaux et des plus riches villages de la Franche-Comté. Et je n'ai pas de raison de croire qu'ailleurs les choses se passent autrement.

Puis, non seulement cette affection à formes multiples — qui est ici un caractère de race, plutôt une tare qu'une maladie, — se transmet dans la parenté comme patrimoine et bénéfice de succession : mais elle risque de se communiquer aux conjoints et aux communiers, par une sorte d'imitation, comme cela s'est vu chez deux alliés de la famille dont il s'agit.

A la séance du collège médical de Vienne, le 26 octobre 1889, M. Benedict a fait la proposition suivante : « Comme » les enfants des épileptiques sont, dans la majorité des cas,

« des épileptiques, des alcooliques ou des aliénés, il faut
« que l'épilepsie soit un obstacle au mariage et un motif de
« divorce [1]. »

N'est-ce pas là une proposition de loi éminemment prophylactique?

J'étais bien tenté de rapporter ici d'autres généalogies
pour montrer la transmission par hérédité de quelques
affections générales, comme la phtisie, et pour faire voir
aussi les transformations que ces affections peuvent subir
en se transmettant. Car le vice ou germe morbide, quel
qu'il soit, n'agit pas de la même façon sur tous les membres
d'une même famille; il n'exerce pas sur tous les mêmes
ravages.

Chez les uns, qui sont bien doués moralement, le mal
s'attaquera aux poumons ; et chez les autres, en vertu d'une
sorte d'équivalence morbide, il pervertira le sens moral en
laissant indemnes les organes du corps. Comme si, dans un
cas, l'insanité se substituait à la tuberculisation ; et réciproquement, dans l'autre.

J'étais bien tenté, dis-je, de relever des tableaux généalogiques de ce genre : — je les ai dans mes notes ou dans
ma mémoire. — Mais à quoi bon? Qui ne sait tout cela?....
Qui n'a observé les mêmes faits ? Ce serait donc multiplier
inutilement des banalités médicales.

Les lois naturelles, heureusement, se corrigent l'une par
l'autre. S'il en existe, comme l'hérédité, en vertu desquelles
les aberrations, les altérations ou les déviations organiques
et fonctionnelles se perpétuent, il en existe d'autres qui
tendent à atténuer ces déviations et même à les faire disparaître en ramenant les produits nouveaux au type primordial et aux conditions nécessaires de la santé.

---

[1] *Semaine médicale*, 30 octobre 1889.

Combien cependant ne retrouverions-nous pas dans les villes de ces malades et de ces insensés dilués à la cinquième ou à la sixième génération, si nous cherchions bien !

C'est là pour notre santé nationale une cause d'infection à dose infinitésimale, je ne dis pas non, mais c'est toujours une cause d'infection.

Faut-il que la société, devant de pareils tableaux, se croise les bras et laisse passer ?

Se taire, ne pas signaler le danger, ne pas mettre en garde les honnêtes gens contre les conséquences des unions malsaines, serait de notre part un crime de lèse-humanité.

Nous reviendrons plus loin sur ce sujet.

Dressement. — La cause la plus effective de la déchéance d'une race, de sa dégradation physique et morale, réside dans un mauvais dressement, c'est-à-dire dans les mauvais exemples que l'enfance a sous les yeux, et dans les mauvais sentiments qu'on lui inspire.

A ce point de vue, la loi du **24** juillet **1889** sur les enfants moralement abandonnés est une loi vraiment salutaire et hygiénique. Si elle est sérieusement appliquée, on verra peu à peu diminuer le nombre des vagabonds et des contrebandiers, de ces petits vauriens qui courent dans nos rues en liberté, comme les chiens de Constantinople, livrés à une débauche prématurée et destinés plus tard à peupler nos colonies pénitentiaires et nos hospices.

On est donc entré dans la bonne voie en édictant des règlements protecteurs de l'enfance, ce qui sera un éternel honneur pour notre vaillant confrère, le docteur Roussel.

Les lois contre l'ivresse sont aussi des lois de salubrité dont les médecins ne doivent pas se désintéresser. Car l'alcoolique, non seulement détruit sa santé, ce qui serait un mal insignifiant, mais encore, ce qui est beaucoup plus fâcheux au point de vue social, il procrée des épileptiques, des aliénés, des phtisiques, etc., propres à infecter les générations futures.

L'alcoolisme est donc une plaie qui affaiblit et qui déshonore une nation. Il ne faut pas désespérer d'en avoir raison; et, pour cela, nous avons peut-être mieux à faire qu'à multiplier des lois répressives.

Nous devons étudier sérieusement les causes qui engendrent le besoin, puis l'abus des boissons spiritueuses, et signaler ces causes sans relâche au peuple, pour l'éclairer médicalement sur les dangers d'un vice aussi funeste.

En 1850, le régime réglementaire des soldats se composait de deux soupes au bœuf qui leur étaient distribuées, l'une à dix heures du matin, l'autre à quatre heures du soir.

Je faisais partie à cette époque d'un régiment de cavalerie en garnison dans les Ardennes.

Aussitôt que le trompette avait sonné la diane, nos cavaliers descendaient de la chambrée à la cantine, par deux — parce qu'au régiment on ne fait pas *Suisse* (1), — pour s'y réchauffer au moyen des spiritueux. Ils absorbaient ainsi chaque matin, pour atteindre les dix heures, un *quart* (2) d'eau-de-vie, et quelquefois plusieurs quarts, quand le camarade était en mesure de payer sa tournée. C'était une coutume à peu près générale. Les cantines ne désemplissaient pas, et leur comptoir était assailli jusqu'à l'heure du pansage.

Le soldat n'avait rien pris depuis quatorze heures. Avant de se mettre au travail, il avait grand besoin de se donner du ton, de la gaieté et surtout de la chaleur pendant les matinées fraîches d'automne, de printemps, d'hiver et souvent d'été. Or, ce qui, dans le principe, n'était qu'un

---

(1) Faire *Suisse*, c'est boire tout seul.
(2) Environ un décilitre.

simple besoin, devenait peu à peu une habitude, puis une jouissance, et finalement une irrésistible passion. Et les vieux buveurs de *quarts* finissaient par s'abrutir.

Pour améliorer le régime de l'ordinaire, une décision ministérielle — c'était sous le ministère du général d'Haut-poul — prescrivit qu'au lieu des deux soupes au bœuf, il serait distribué aux hommes, à leur lever, une soupe à l'oignon, à dix heures un rata quelconque, et à quatre heures la soupe habituelle. Cette prescription fut appliquée pendant quelques mois, au grand désespoir des cantiniers. La vente des quarts n'allait plus, et les recettes du comptoir tombaient à rien.

Cette mesure d'hygiène ne put être continuée, je ne sais pourquoi. Aussi l'habitude de boire l'eau-de-vie pour tuer le ver reprit de plus belle, donnant pour produits ces échantillons de vieux soudards à pituite, comme on en voyait tant dans l'ancienne armée.

Les effets funestes d'une alimentation insuffisante sont tout aussi remarquables dans la classe ouvrière que dans la troupe.

L'artisan qui a une bonne femme ou une bonne mère, intelligente et laborieuse, ne sort pas de la maison pour se rendre au travail sans avoir pris quelque chose de chaud, une soupe, un café au lait, etc. Et de cette façon il se met à la besogne gaiement, muni d'une bonne camisole inté-rieure, qui le dispense, pour se réchauffer, de recourir à des boissons alcooliques. Tandis que ses compagnons à jeun ont besoin du petit verre pour se mettre en train.

Prévenir vaut mieux que réprimer.

Si des règlements de bonne police peuvent remédier à l'état de choses que nous signalons, c'est surtout aux méde-cins sanitaires de les proposer.

Devoirs des médecins ordinaires vis-à-vis
de leurs clients.

Il faudrait fermer les yeux pour ne pas voir que les médecins chargés d'un service public sont appelés à instruire et à moraliser les populations.

Ils doivent avoir assez de compétence pour cela.

Mais les autres médecins? Mais ceux qui ne sont pas chargés d'un service public, qui ne sont ni médecins des épidémies, ni médecins cantonaux, ni médecins attitrés d'une commission quelconque, que vont-ils faire? Peuvent-ils s'opposer à l'évolution qui se produit dans un sens de prophylaxie? Peuvent-ils même y rester indifférents ?

Non; ils seront forcés de suivre le mouvement en s'y associant pour si peu qu'on voudra. Car le rôle qui est assigné dans nos institutions modernes aux médecins officiellement pourvus d'attributions sanitaires, l'est pareillement aux autres dans les familles dont ils sont les conseillers. Que nous ayons des collectivités ou de simples clients à diriger médicalement, nous sommes tenus vis-à-vis de tous aux mêmes obligations, obligations d'état auxquelles nous ne saurions nous soustraire.

Je n'ignore pas que d'éminents confrères professent une autre doctrine. Ils enseignent qu'un médecin doit se borner strictement aux soins du malade et rester dans ses modestes fonctions de thérapeute, qu'il n'est autorisé à faire que de la diagnose et du traitement. Il n'a rien à voir aux choses intimes de ses clients; il n'a pas à satisfaire leur curiosité, à entrer dans leurs petits intérêts, à favoriser leurs combinaisons en s'y associant. « Si des attestations un peu scabreuses vous sont demandées, disent-ils, refusez-les. Si » l'on vous interroge sur des questions qui puissent engager

» votre responsabilité, n'y répondez pas. Ne sortez pas de
» votre rôle de médecin traitant.... »

C'est aussi le sentiment de certains malades atrabilaires
qui vous diront : « Je ne vous appelle pas pour me mori-
» géner, mais pour me guérir! »

Voilà qui serait parfait, n'était que souvent on attend de
nous autre chose.

Pour ne citer qu'un fait, combien de fois ne sommes-nous
pas mandés à propos d'un accident, pour verbaliser et pour
attester, plutôt que pour nous occuper de traiter sérieusement des lésions? On ne nous le dit pas; mais cela va de
soi.

Un quidam a été blessé dans une rencontre de trains. Il
sait qu'il a besoin d'un certificat médical pour produire sa
réclamation. Il fait venir un homme de l'art. Est-ce qu'on
peut déterminer d'une manière absolue la conduite que ce
dernier devra tenir? S'il doit ou non, et dans quels termes,
délivrer une attestation? S'il doit tout déclarer ce qu'il a vu,
ce qu'il connaît?.... Ou bien pourra-t-il répondre : *Je suis
médecin. Je ne dois rien révéler de ce que j'ai vu, de ce
que vous m'avez dit, de ce que je vous ai fait?....*

Non ; la doctrine du secret professionnel ainsi comprise
n'a qu'un défaut : c'est qu'elle est impraticable.

A la rigueur, il me serait permis de me taire, quand je
suis appelé au lit d'un alcoolique qui vient d'avoir des
crises de nerfs. Mais si je ne le sermonne pas, si je ne
l'avertis pas qu'il s'expose, en suivant son régime, à être
repris des accidents qu'il vient d'éprouver, et que, chose
plus grave, il se met dans le cas d'engendrer des enfants
sujets aux convulsions, ou même à quelque chose de pire,
ne sera-t-il pas en droit plus tard de me reprocher mon
silence? *Si j'avais su cela!* dira-t-il.... *Docteur, pourquoi
ne me l'avez-vous pas dit ?*

Un client honorablement connu s'en vient en confidence me demander si sa fille n'est pas dans un état de santé à lui interdire le mariage ; si son fils, que j'ai traité, n'a pas eu des accidents qu'il pourra transmettre à sa femme ou à ses enfants.... Qui oserait réglementer dans ces cas-là ma discrétion ?

C'est encore un père de famille, c'est mon ami, c'est mon frère qui me pose cette autre question :

Tu es le médecin de cette famille. Un des fils demande ma fille en mariage. Est-il vrai que ses parents soient morts de ceci ou de cela ?.... Puis-je écouter ses propositions ?

Nous sommes tenus, j'en conviens, à une extrême réserve, à infiniment de réserve dans des circonstances pareilles. Mais j'estime que si le consultant est loyal, que si ses intentions sont honnêtes, que s'il est inspiré par un sentiment sincère de ses responsabilités, il serait profondément regrettable de ne pas parler.

Je ne sache rien de plus délicat que ce chapitre de nos devoirs professionnels.

Existe-t-il au monde des règles de conduite qui soient absolues ? des lois dont l'observation ne puisse être violée dans des cas déterminés ?....

Je n'en connais pas.

Si un motif d'intérêt quelconque légitime des prescriptions morales, un autre motif d'un intérêt plus général ou d'ordre supérieur peut quelquefois nous faire un devoir de les enfreindre.

Voilà la vérité.

C'est pourquoi celui qui a une conscience droite se tirera toujours à son honneur de la situation la plus difficile.

IV.

ORIGINE ET DIVERSITÉ DES ÉCOLES DE MORALE

———

Les premiers moralistes.

L'histoire nous a montré que les services de notre art entraient de plus en plus dans les besoins d'un bon gouvernement. Ces services, on peut le dire, se sont imposés par la force des choses ou par une nécessité évidente de faire intervenir la médecine pour éclairer la situation.

L'organisation de l'assistance médicale dans les campagnes qu'on voudrait établir serait, si cet effort pouvait aboutir, le point de départ d'une révolution grande et salutaire.

Investis légalement de fonctions officielles, les médecins ne tarderaient pas à prendre l'initiative des améliorations hygiéniques et à proposer — ce sera toujours leur droit et leur devoir — des mesures pour empêcher la propagation des maladies....

Des maladies ! Est-ce que la débauche, est-ce que l'ivrognerie, est-ce que tous les vices ne sont pas des maladies ?

Comme on voit, cette réforme, qui n'a jamais été tentée sérieusement, est grosse de conséquences, et les hommes de l'art auraient tort de s'en désintéresser. La considération du corps médical ne peut que gagner à la nouvelle investiture qui va lui être donnée, puisque le rôle qu'on prépare à ses membres ajoutera une dignité de plus à leur caractère professionnel. Ils ne seront plus en fait les médecins du corps ; ils seront des fonctionnaires préposés à la santé.

La science de l'homme, en effet, s'occupant de la vie et de la santé, ne tombe-t-il pas sous le sens qu'elle a qualité pour s'occuper spécialement de tout ce qui a trait à la vie et à la santé ?

Car qu'est-ce que la vie ?

Qu'est-ce que la santé ?

L'ensemble des actes vitaux, — organiques, sensitifs et intellectuels, — et leur développement successif dans l'individu, constitue la VIE ; et de l'intégrité et du bon fonctionnement de la vie résulte la SANTÉ.

D'où il résulte qu'un homme dépourvu de jugement, vicieux et vindicatif, est aussi bien un malade que le fiévreux ou l'amputé, et qu'il rentre dans la catégorie de ceux qu'on doit soumettre à un régime particulier.

L'hygiène est donc appelée à régler les mœurs, c'est-à-dire les habitudes de vivre, le régime, les exercices, les distractions, les spectacles et les jeux, voire les impressions et les passions — *percepta*.

*
* *

Jusqu'ici nous avons eu bien des sortes de morale : des morales religieuses et des morales philosophiques ; et dans chacune d'elles, de nombreuses variétés.

La morale de notre temps diffère à coup sûr de celle des époques antérieures.

La morale d'un Français n'est pas non plus celle d'un Arabe ou d'un Canaque ; elle n'est pas même celle d'un

Allemand ou d'un Anglais (1). Que sais-je enfin ? Chaque homme a un sens intime pour régler sa morale, comme il a des idiosyncrasies et des besoins particuliers pour diriger ses goûts.

Toutes ces dissemblances et toutes ces oppositions de morale ont pu être commandées par les circonstances ou des nécessités quelconques. Il est clair, en effet, qu'on ne peut pas astreindre tout le monde au même régime de vie. Mais on est obligé de reconnaître aussi que beaucoup sont le résultat de théories et de croyances qui sont en contradiction les unes avec les autres.

Il est une morale, une seule, qui ne comporte aucune variation sérieuse : c'est la morale hygiénique ou sanitaire. Et cette morale ne change jamais, parce qu'elle repose sur des vérités d'observation qui sont elles-mêmes invariables, sur les lois vitales ou physiologiques qui sont partout les mêmes. Cette morale, aucune dissidence durable ne saurait s'élever entre les maîtres qui en sont les dépositaires.

Dans les sociétés primitives, il n'y avait pas d'hommes spéciaux pour enseigner la morale au peuple et pour le diriger dans les voies du salut et de la santé. On n'y voyait ni

---

(1) Si l'on veut s'en convaincre, on n'a qu'à consulter le sentiment national des deux races anglaise et allemande, au sujet de l'espionnage et de la délation.

Il y a une loi anglaise qui est favorable aux délateurs. En vertu de cette loi, tout criminel, escarpe ou voleur, qui dénonce ses complices, est déclaré témoin de la reine, et il doit être renvoyé absous et récompensé.

Cela s'accommode au génie anglais, et ne répugne nullement au caractère de cette race foncièrement marchande. On trafique, en Angleterre de ses complices, comme on y met à prix la tête de ses ennemis ; comme on y vendrait son frère, sa femme et ses enfants. On y fait monnaie de tout.

Aurait-on jamais osé proposer, en France, une loi pareille ? Le sentiment public fût entré en révolte.

prêtres, ni philosophes, ni médecins proprement dits.
C'étaient quelques vieillards, gens d'expérience, qui tenaient
lieu de tout cela.

Esprits universels, ils étaient investis de la confiance
générale, et, à défaut de mieux, on avait recours à leurs
lumières dans tous les cas embarrassants, soit pour con-
jurer des événements qu'on redoutait, soit pour porter
remède aux maux dont on n'avait pas su se préserver. Et
de cette façon, appelés souvent à observer et à conclure, ils
ne pouvaient manquer d'acquérir une certaine pratique et
de recueillir quelques remarques utiles qui furent les premiers rudiments de nos connaissances scientifiques.

Ces observateurs ont donc été forcés de raisonner sur
chaque phénomène par *à priori* et d'en chercher une explication au moyen d'hypothèses plus ou moins vraisemblables.
Et tout l'édifice de ces devins nécessairement reposait sur
des conceptions ou sur les théories qu'enfantait la supers-
tition, l'intuition aidant.

Si nous en jugeons par ce qui nous reste des plus vieux
écrivains, chacun d'eux aurait eu ses relations avec le
monde des esprits, une méthode et des secrets.

Pythagore, dit-on, et les philosophes de son école ont
opéré une scission dans cette science universelle. Ils ont
débarrassé l'astronomie, la physique et la médecine des
pratiques occultes et des croyances superstitieuses qui
rendaient, pour ainsi dire, toute étude superflue, puisque
à un devin les révélations ou la voix du vautour devaient
suffire.

La religion, toutefois, forte des enseignements qui lui
avaient été révélés, demeura longtemps maîtresse de régler
la morale, jusqu'à ce que la philosophie eût revendiqué, au
nom de la raison, la prétention d'assagir les mœurs.

Hippocrate et les Asclépiades opérèrent un nouveau dichotomisme dans les sciences naturelles et biologiques, en dégageant nettement l'art de guérir des spéculations toujours controversables de la métaphysique. Et, ainsi allégée, la médecine s'occupa tout spécialement des désordres de l'économie vivante.

L'école hippocratique chercha surtout à étudier la nature et les qualités des corps ; à rechercher pourquoi des faits anormaux et des dérogations à ce qui se passe ordinairement, ainsi que les changements produits sur les êtres qui ont vie par les saisons, le régime, les exercices, les habitudes, etc. Elle s'ingénia en un mot à découvrir les conditions de production de chaque phénomène pour en dégager ce qu'on appelle *la loi*.

Et pendant que la philosophie et la religion, méprisant en quelque sorte les procédés du terre à terre, continuaient à formuler par intuition ou par *à priori* des aphorismes d'hygiène morale ; pendant qu'elles s'élançaient audacieusement à la conquête de la vérité, la médecine, leur sœur cadette, suivait pour y arriver une marche lente et sûre. Elle s'avançait peu à peu, comme en tâtonnant dans ses recherches, mais en s'appuyant toujours sur l'observation des faits, qui est, pour la science de l'homme, ce que la terre était pour Antée, un point d'appui solide.

D'ailleurs, pour étudier la vie, pour découvrir les rouages de son mécanisme et les conditions de son bon fonctionnement, les médecins ont eu de tout temps un livre ouvert, le seul livre ouvert, qui est l'histoire des anomalies, des désordres, des déviations physiologiques, en un mot de la morbidité. C'est un champ d'expérience inépuisable. L'humanité ne peut guère être apprise que là.

Tout en paraissant abandonner la partie spirituelle de la vie aux hypothèses des hommes de foi, la médecine ne pouvait méconnaître l'intimité des rapports de l'organisme vivant avec les phénomènes attribués à l'âme immortelle dont il ne serait que le support momentané. Pourtant elle se confina dans son rôle d'observation modeste pour laisser à la philosophie et à la religion le soin d'établir leur morale de généralités, l'une sur la conscience ou la raison pure, et l'autre sur la révélation.

Voilà comment les trois rameaux de l'arbre de la science universelle ont poursuivi par des voies différentes la réalisation du bien-être et du salut, disons le mot, de la santé du genre humain, en s'efforçant d'en rechercher les éléments dans plusieurs directions à l'envi l'un de l'autre.

Les vérités de la morale d' « à priori » sont trop abstraites ou trop controversables.

Ces déchirements d'une science qui a pour objet exclusif le bonheur de l'humanité n'ont donc fait qu'activer les progrès de la civilisation. Mais le rôle le plus important jusqu'ici a été rempli par les savants généralisateurs dont le génie découvrit souvent ce que l'observation des faits n'a pu que confirmer par la suite.

Il est sûr qu'une société policée, ayant un besoin pressant de formules et de règles de morale, ne pouvait s'arranger des atermoiements scientifiques. Il lui fallait une doctrine en quelque sorte née de l'inspiration pour se diriger vers le mieux ; comme à l'enfance ou à la brute il faut des instincts pour les guider dans le choix de leurs aliments. Il lui fallait un code d'hygiène morale, sauf à en reviser les articles plus tard au moyen de l'expérience et de l'observation.

Nous en sommes là.

Chaque église, comme chaque école de philosophie, prétendit appliquer au monde sa morale particulière, dont plus d'un législateur s'est inspiré dans la confection des lois. Et, religieuse ou philosophique, chaque morale avait ses fondements, ses procédés et sa sanction.

La première a pour base certaines vérités révélées, et elle ne reconnaît pour autorité que la foi dans ses dogmes ; la seconde repose sur les données du sens intime, ou de la raison pure, qui est son seul *criterium*. La sanction de l'une est dans la punition ou la vengeance des dieux ; celle de l'autre se trouve dans la satisfaction ou le remords : à qui fait bien, honneur ou profit ; honte au contraire à qui fait mal.

La morale hygiénique ou sanitaire, dont la médecine est la grande école, est fondée, comme on l'a vu, sur des vérités d'observation qu'on appelle aussi des nécessités ou des lois naturelles ; et les règles de conduite qu'elle prescrit ont pour sanction la santé ou la maladie. La vérité morale ici n'est plus un dogme ; elle est un fait d'observation.

La morale de l'*à priori* nous a donné depuis longtemps tout ce qu'elle pouvait donner ; on peut dire qu'elle a épuisé son action. La morale de l'*à posteriori*, au contraire, en imposant sa méthode et les conséquences qu'elle en tire, étend de plus son enseignement. Quel est le philosophe, quel est le théologien qui ne s'efforce à présent de mettre à profit les découvertes de la science de l'homme ? De sorte que la médecine tend à bénéficier de tout ce que les deux autres branches de la science sociologique, ses sœurs aînées, auront perdu [1].

La science primitive et universelle avait, au commencement, trois flambeaux pour éclairer la route de nos progrès

---

[1] « Les principes de la société, a dit de Blainville, se sont établis *à priori* par la révélation ou le sentiment ; on les obtient *à posteriori* par la raison, par la démonstration scientifique. »

humanitaires. Le premier paraît s'éteindre : le second ne donne plus qu'une clarté douteuse : le troisième projette de plus en plus, au large et au loin, ses rayons lumineux : c'est la science de l'observation.

Autrefois, dans les calamités qui accablaient les pauvres gens, c'était à l'homme de Dieu qu'on avait volontiers recours. Aujourd'hui, c'est le savant qu'on invoque.

Un honnête épicier voit, un beau matin, sa boutique envahie par des myriades de poux qui couraient sur le plancher, remplissaient les rayonnages et circulaient en rangs serrés sur son comptoir. Le bonhomme croit qu'on lui a jeté un sort, et il court de suite naturellement chez le curé de sa paroisse, qui l'envoie au chimiste Vauquelin pour avoir l'explication de cet étrange événement. Le savant ne tarde pas à découvrir dans un recoin du magasin un vieux sac de farine où les poux s'étaient multipliés : puis, leurs provisions étant épuisées, nos insectes étaient sortis du sac pendant la nuit pour ne pas périr de faim. Quelques fumigations de cinabre détruisirent cette vermine en quelques heures.

Pour guérir les choréiques et les hallucinés, on ne va plus à l'exorcisme, mais à la consultation. De même encore pour améliorer des enfants dépravés, pour corriger des ivrognes, etc., on commence à compter plus sur une hygiène spéciale que sur des réprimandes et des sermons. On s'adresse donc au médecin, parce que les penchants vicieux sont bien des névroses, de véritables névroses, contre lesquelles l'art n'est pas tout à fait désarmé.

*
* *

L'autorité des vieux moralistes s'est bien affaiblie, on doit le reconnaître. Depuis qu'ils n'ont plus la faculté d'argumenter si facilement et si péremptoirement à l'aide des gens de justice, leur voix, autrefois écoutée, ne retient plus les masses frivoles dans le maintien des traditions les plus respectables.

Les idées extravagantes n'ont fait tant de chemin, et la littérature malsaine qui les exploite n'a obtenu tant de succès, qu'à cause de l'impuissance de la philosophie religieuse et scolastique à les réfuter. L'une est trop abstraite, l'autre trop incertaine et contradictoire.

Pourquoi les médecins alors se tiennent-ils si obstinément à l'écart des questions sociologiques? Est-ce qu'il manque de journaux périodiques, de revues savantes, où ils pourraient avec autorité prendre la parole et confondre les néosophistes en défendant la morale?....

Car enfin, de ce que des sentences n'auront pas été dictées par Jéhovah ou par la nymphe Egérie, on n'en doit pas conclure qu'elles sont erronées.

Les médecins n'ont aucune qualité pour se mettre en travers de ce torrent d'insanités que la presse répand sur le monde. Ils attendent qu'on les interroge, non individuellement, mais collectivement ; c'est-à-dire qu'on leur donne la succession qui leur est dévolue, puisque les moralistes de l'*à priori* ne suffisent plus à la tâche.

L'esprit de dénigrement a trop beau jeu contre des doctrines morales auxquelles il ne croit plus.

Le manque d'une foi quelconque caractérise les époques de transition. Les pouvoirs qui s'en vont n'ont plus l'autorité suffisante pour faire sentir leur volonté, et ceux qui sont appelés à les remplacer hésitent à se jeter dans la mêlée. La morale intuitive est un pouvoir qui s'en va. Son insuffisance résulte de ce que ses principes sont controversables. Et voilà pourquoi sa voix n'est plus écoutée. Il faut au peuple des vérités qui s'imposent et non plus des abstractions.

— La voix de l'hygiène serait-elle mieux écoutée ?

— J'en ai l'intime conviction.

Les principes sur lesquels la médecine s'appuie sont indiscutables.

*
* *

Il y a des erreurs d'opinion qui menacent de bouleverser le monde si on les laisse s'accréditer. Ces erreurs, ni la religion ni la philosophie ne seraient en état de les combattre, puisqu'elles ont un peu contribué à les faire éclore.

La science de l'homme, au contraire, qui n'en est pas responsable, peut victorieusement y contredire en invoquant contre elles la vérité scientifique.

Il s'est formé, par exemple, un peu partout dans le monde une école de réformateurs et de révolutionnaires qui rêvent de mettre tous les hommes sur le pied d'une égalité parfaite. On les entend professer *que tous les hommes sont égaux en venant au monde, que les enfants ne sauraient être coupables des fautes de leurs parents* (1), etc.

Que pense la raison pure de ces assertions qui sont en apparence indiscutables et qui pourtant vont à l'encontre de la vérité ? Qu'en dit la foi ?....

Comme la philosophie, la religion ne peut démontrer logiquement la fausseté de ces prétentions qu'en s'emparant d notre méthode d'argumenter, et qu'en devenant une science d'observation, c'est-à-dire en s'appuyant sur le fait. Car évidemment, ce n'est ni la raison pure ni la révélation qui pourront jamais combattre victorieusement les

---

(1) « C'est avec raison, dit le philosophe Élien, qu'on rit de ceux qui
» tirent vanité de leurs ancêtres, puisqu'en même temps que, parmi les
» Romains, nous admirons Marius à cause de ses hauts faits, nous igno-
» rons de qui il tenait le jour ; et qu'il faudrait bien des recherches pour
» découvrir quel était le père de Caton l'Ancien. » (Ch. vi, l. XII.)

affirmations spécieuses que nous venons de rapporter.

En effet, l'observation seule est en état de démontrer *que nous ne sommes pas tous égaux à la naissance ; que nous ne valons pas seulement par ce que nous sommes, mais par ce qu'ont été nos parents ; que nous avons tous individuellement des caractères de transmission, une cote présumable enfin d'après notre provenance ; que nous risquons fort d'hériter, en bien comme en mal, de nos auteurs, et d'être nantis des tares comme des mérites paternels, etc.*

Voilà la vérité.

Quand j'étais jeune, j'éprouvais un sentiment pénible, une sorte d'irritation à voir ce que je considérais, moi aussi, comme des injustices du sort. Pourquoi, me disais-je, celui-ci est-il plus heureusement doué que celui-là, sous les rapports de la beauté, de la richesse, de la santé ? Et j'étais enclin à m'en prendre à la société qui n'en peut mais, puisqu'elle n'est pas en état de régler les unions matrimoniales, ni d'empêcher la scrofule de s'unir à la folie, etc.... Peut-elle s'opposer dans une mesure quelconque à la corruption du foyer, à l'inconduite des parents scandaleuse et funeste à l'enfance ?

On a besoin de s'en prendre à quelque chose quand des faits odieux se produisent.

A ces plaintes déplacées et extravagantes, la science de l'homme m'a répondu que les inégalités sont dans les plans de la nature ; qu'elles tiennent souvent à des conditions d'hérédité ou de dressement ; qu'elles sont inhérentes à ces conditions ; et non seulement ces iniquités qui nous blessent sont dans la loi de la nature, mais elles sont conformes à l'éternelle justice.

Si l'on est fier, et avec juste raison, d'être le descendant d'un homme illustre, qui a honoré sa profession, fait service à ses concitoyens, enrichi son pays, je ne vois pas par quelle subtilité d'amour-propre on ne serait pas un peu humilié d'avoir pour auteurs ou pour frères des gens qui sont morts au bagne ou dans un cabanon d'aliénés.

— Les fautes sont personnelles....

— J'en conviens; mais si les fautes sont personnelles, les dispositions qui les ont fait commettre ne le sont pas.

Aucun raisonnement, aucune argumentation ne prévaudra contre un fait bien établi, à savoir que le malfaiteur ou le fou a été notre consanguin; qu'il a entaché la famille; que nous pouvons, nous, ne pas lui ressembler, mais qu'il ne répugne nullement à la vraisemblance qu'un des nôtres lui ressemblera, etc.

C'est brutal, mais c'est indéniable. C'est établi comme une loi de nature; et on ne s'inscrit pas en faux contre des lois pareilles [1].

« Si les parents mangent des fruits verts, les dents des » enfants seront agacées pendant plusieurs générations, » a dit l'Ecriture.... Celui qui est issu d'un père épileptique et qui est épileptique lui-même a-t-il le droit de s'en prendre à la société ?

Evidemment non.

Disons-nous bien cependant que c'est par de bonnes lois sociales qu'on pourra peu à peu atténuer les monstruosités qui nous révoltent. Mais ces lois, qui doit les préparer ? Qui doit les faire passer dans les mœurs et en faire comprendre au peuple l'opportunité et la sagesse, si ce n'est la science de l'homme ?

La sympathie qu'inspirent à tous les cœurs généreux les

---

1. Cicéron, par la bouche de Cotta, réfutant Balbus le stoïcien, trouve qu'il est indigne que la providence des dieux poursuive la punition des crimes sur des fils et des petits-fils. C'est abominable et monstrueux ! dit-il.... *O miram æquitatem deorum!* (*De naturâ deorum*, liv. III.) Est-ce là une justice divine ? Il faut qu'ici la raison capitule.

deshérités de la fortune est un sentiment naturel ; elle a par conséquent sa raison d'être.

Cette raison, quelle est-elle ?

C'est pour que, réfléchissant sur tout cela, l'homme raisonnable, l'homme vraiment digne de notre temps, se pénètre enfin de l'obligation stricte où il est de faire une sélection intelligente en vue d'améliorer sa race, de ne pas l'empoisonner tout au moins ; c'est afin qu'il assure, par une sage prévoyance, la persistance et la supériorité de ses produits. Un insecte a l'instinct de déposer ses larves là où elles trouvent la chaleur et la nourriture qui seront nécessaires à leur développement. L'homme, à défaut d'instinct, possède une faculté de réflexion qui doit diriger ses actes et lui apprendre ce qu'il faut faire pour assurer l'avenir de sa progéniture. Celui qui manque de cet esprit éminemment conservateur, celui qui ne prévoit pas les conditions de durée et d'intégrité de sa descendance, celui qui ne s'en préoccupe même pas, est comme la mouche qui faillirait à ses instincts et s'en irait déposer ses larves sur un rocher nu. L'un et l'autre sont destinés à finir à bref délai dans leur postérité.

N'est-ce pas justice, en somme ?

Un voisin du médecin Théoclès avait épousé la fille d'un riche banquier, dont la femme avait été folle, c'était connu. Le fils de cet homme étant aussi devenu fou, il ne cessait de se lamenter, maudissant l'impuissance de la médecine et l'incapacité des médecins. *Tous vos médecins sont des ânes,* s'écriait-il dans sa douleur. Théoclès lui répondit : *Qu'as-tu cherché en te mariant ?.... De la beauté ?.... Ta femme en avait. De la fortune ?.... Elle t'a rendu très riche. De la santé ?.... C'était bien le moindre de tes soucis.... Alors, de quoi te plains-tu ? Tu as semé de la folle avoine, tu ne pouvais pas, en vérité, t'attendre à récolter du froment.*

Les taches originelles sont donc des nécessités que j'appellerais volontiers moralisatrices. Elles démontrent, tout au moins à ce point de vue spécial, que les fautes ne sont pas personnelles, comme on le prétend : car souvent le vice et la maladie dans les enfants sont une punition de l'imprévoyance des parents.

Voilà ce qu'un médecin moraliste n'hésiterait pas à faire entendre au peuple, et chacun, au fond, conviendrait que la vérité a parlé par sa bouche. Car ses arguments ne paraîtraient ni déclamatoires ni amphigouriques : ils sont massifs et écrasants, et ils ont de plus le mérite d'être compris de tout le monde.

« Ce n'est pas ma faute si ma peau est noire, objectera
» vainement le Touareg ou l'Abyssinien ; j'occupe ma
» place et j'y suis bien.... J'ai les dons que Dieu m'a
» départis, et le soleil luit pour tout le monde. Est-ce que
» le chacal est jaloux de la panthère?... »

L'affaire est entendue.

Où la médecine n'est plus d'accord
avec la philanthropie.

Médecins, si nous avons une autre manière d'argumenter que les moralistes de l'*à priori*, nous avons aussi sans doute d'autres procédés pour corriger le vice et pour induire à la vertu.

Nous ne croyons pas que la volonté d'un sujet préside à l'éclosion non plus qu'aux développements de sa conscience. Personne ne choisit sa destinée, pas plus que ses dispositions originelles, ni les circonstances au milieu desquelles ces dispositions doivent se développer. En conséquence, sa responsabilité morale ne devrait jamais être mise en cause.

Cornelius Nepos — *in vita Dionis* — raconte que Denys de Syracuse, par un raffinement de vengeance ignoble, fit donner à Hipparinus, fils de Dion, une éducation molle et voluptueuse. Cet enfant, qui n'était pas encore en âge de puberté, fut livré aux plaisirs les plus avilissants, *ut indulgendo turpissimis imbueretur voluptatibus*. On lui amenait des courtisanes, et on le plongeait dans une crapule continuelle, sans lui laisser le temps de se reconnaître.

Cette habitude de débauche finit par le dominer à ce point, qu'après le retour de son père il ne put jamais abandonner son train de vie, et que, se voyant environné d'hommes de confiance chargés de veiller sur sa conduite, il se tua en se précipitant du haut de son palais.

Un aliéné, dans un accès de fureur, se coupe la gorge après avoir assassiné sa femme et ses enfants.... Est-il plus ou moins inconscient qu'Hipparinus ?....

Un enfant, gueux ou millionnaire, qui est livré dès son bas âge à des habitudes de débauche et de paresse, se dégrade et s'abrutit nécessairement. Chez lui le développement des facultés mentales subit un arrêt forcé; les fonctions organiques épuisant la sève, les autres fonctions n'ont plus les matériaux suffisants pour s'exercer.

Cet enfant est destiné à avoir une conscience incomplète, une raison pervertie; et il ne sera pas plus coupable d'avoir des lacunes dans son entendement qu'un autre ne le serait d'avoir eu les jambes paralysées ou atrophiées par des liens dans son enfance. Chez lui, on a altéré l'esprit de sociabilité, détruit les sentiments généreux, et surtout énervé la volonté.

Car, outre que le jugement lui fait défaut, le plus souvent l'homme foncièrement vicieux n'a plus de vouloir et d'énergie que pour la volupté qui lui est chère. Il verra peut-être un jour la bonne route, mais il ne sera pas plus capable de la suivre qu'un aliéné qui ne la voit pas.

Quitter spontanément une habitude quelconque, quand on sait qu'elle est plus à perte qu'à profit, c'est faire preuve d'un esprit judicieux et d'une grande force de caractère dont peu de gens sont capables. Il ne faut pas attendre cela d'un débauché....

Tous les hommes ont la liberté d'agir dans la mesure de leurs moyens; mais ils n'ont pas celle de se créer une manière d'aimer et de sentir, un sens intime, ni de diriger en bien ou en mal leur activité. Il faut pour cela qu'ils soient doués naturellement ou qu'on leur ait inculqué de bonne heure des principes et des habitudes convenables. Or, ni le naturel ni l'acquis ne dépendent de nous....

— Oui, oui, à vous entendre, vous autres médecins, nous aurions tous notre petite toile d'araignée dans la cervelle; tout le monde serait un peu fou!....

— C'est que l'observation nous démontre tous les jours que bien peu d'hommes sont assez pourvus de sens moral, assez dégagés de passions, assez libres en un mot, pour exercer pleinement leur liberté.

Je n'insiste pas.

*
* *

Nous ne faisons pas de distinction, nous autres, quand nous assistons un malade sur son lit de douleur; nous sommes animés par un esprit de large tolérance, et nous lui donnons des soins sans nous demander s'il est ou non l'auteur de son accident.

La société ne devrait-elle pas agir de même vis-à-vis des vicieux et des fous, les considérer comme des malades et les priver de leur liberté, s'ils en abusent, et les soumettre au traitement qui leur convient?

A cet égard, il existe une grande divergence de vues entre les médecins et les philanthropes.

Ceux qui sont dans l'obligation de faire du réalisme, d'être en contact journalier avec la pauvre humanité, de vivre pour elle, près d'elle et avec elle, jugent tout autrement que ceux qui font de la philosophie sentimentale et de l'observation en chambre : qui se recueillent dans le silence du cabinet pour résoudre des questions qui sont avant tout du domaine de la pratique, et qui disent ensuite : c'est comme cela qu'on doit opérer.

Tout d'abord, nos philanthropes et nos criminalistes modernes, tout en châtiant ceux qui ont commis le crime avec connaissance de cause, ont entendu épargner et seulement mettre dans l'impossibilité de mal faire ceux qui auraient agi sans discernement ; et ils ont décidé en conséquence que les criminels seraient répartis en deux catégories, les malades et les non malades.

En théorie, la séparation de ces deux espèces malfaisantes était très désirable, à la condition que les médecins, qu'on n'avait pas consultés, se chargeraient d'en indiquer les caractères différentiels.

Mais les caractères différentiels n'existent pas ; il ne peut pas y en avoir ; Dieu, qui scrute les consciences, s'en est réservé le secret. Il y a une loi bien connue en médecine, la loi des substitutions morbides, en vertu de laquelle le vice et la maladie se substituent l'un à l'autre. On peut bien dire d'un homme qu'il est malade : quant à le déclarer sain de corps et d'esprit, c'est une autre affaire. Et l'on comprend difficilement que des médecins se prêtent à cette fantaisie des gens de loi.

On a ri quelquefois des médecins du xviie siècle qui, chargés d'examiner un possédé, déclaraient que la maladie n'était pas *naturelle*. C'était avouer que cette maladie ne

rentrait pas dans les cadres de la nosologie habituelle et
qu'ils n'y connaissaient rien. Combien, dans cent ans d'ici,
ne va-t-on pas se moquer de cette étrange prétention des
savants médecins légistes qui auront pu déterminer si un
homme a ou n'a pas agi *librement !*

Autrefois, on n'y regardait pas de si près. On brûlait un
sodomite avec la bête qui lui avait servi.

Une abbesse de Baume-les-Dames fit juger, condamner et
exécuter en 1575, à Baume-les-Dames, une truie qui avait
dévoré un enfant à Congnière. Mais comme le prévôt de
Montbozon avait, d'autre part, chargé d'exécuter la sentence
aux fourches de ce lieu, il fit appel, la sentence ayant été
exécutée à Baume-les-Dames. L'appel fut mis à néant.

On a exécuté des fous pour avoir frappé des crucifix, *vu
l'énormité du crime* (1).

Et tout cela pour venger Dieu et la morale.

*
* *

La société n'a pas à exercer de vengeance. Elle a pour
devoir strict de préserver d'abord et de corriger ensuite ; de
mettre les malfaiteurs dans l'impossibilité de nuire, puis de
les amender, si faire se peut. Et sous ce double rapport, les
moralistes de l'*à priori* ont souvent été d'un extrême à
l'autre.

Autrefois on mettait les criminels dans des geôles infec-
tes, où ils étaient nourris de pain et d'eau et privés souvent
de feu, d'air et de lumière ; ou bien on les entassait dans
des galères où ils étaient tenus attachés à la chaîne, avec la
perspective d'avoir la tête cassée à la moindre tentative
d'insubordination.

Aujourd'hui, les philanthropes de la nouvelle école se

---

(1) PAPON, *Arrêts notables.*

sont apitoyés et, ce qui est plus grave, ils ont apitoyé l'opinion publique sur ces intéressantes victimes de nos inégalités sociales. On les traite avec un confortable qui ferait envie à la plupart de nos ouvriers des villes.

Les condamnés ordinaires, presque tous des récidivistes, sont tenus dans des locaux absolument salubres et chauffés à une température constante, nourris d'aliments sains et astreints à ne rien faire.... Ah ! voilà l'idéal qu'ils avaient rêvé ! Si seulement on les autorisait à faire de temps en temps des sorties nocturnes pour se procurer quelques suppléments par adresse ou autrement !....

Quant aux condamnés absolument dangereux, on a obtenu qu'ils fussent laissés en liberté et relégués seulement dans la plus saine de nos colonies.

Tout ce monde de vauriens est l'objet de mille petits soins et d'attentions très délicates de la part de ceux qui sont chargés de les surveiller. Je ne dis pas qu'un jour nos philanthropes iront jusqu'à les armer contre leurs gardiens, mais on a déjà eu l'intention de leur procurer des femelles pour qu'ils puissent vivre en ménage, et sans doute pour créer des rejetons en vue de régénérer la patrie (1) !

---

(1) M. Ordinaire, ancien député, est allé visiter les centres principaux de notre colonie pénitentiaire dans la Nouvelle-Calédonie....

« .... Les environs de Bourail sont magnifiques, dit-il. Des plantations » de café et des champs de maïs à perte de vue ; des arbres verts qui » poussent dru, semés de rouges cerises ; des banians, des bois noirs, » où la vive tonalité des fleurs fait des taches chatoyantes : puis une » belle rivière dont les eaux argentées coulent entre des rangées de » bambous....

» .... Dans les rues, de jolies maisonnettes enfouies sous le feuillage et » sous les fleurs, entourées de jardins à la riche végétation tropicale.

» On serait tenté de tomber en extase à cette vue, si l'on n'entendait » sortir de ces nids verdoyants des hurlements d'ivrognes, des disputes » de femmes ou des chants obscènes.

» La voie publique retentit des mêmes cris. Le spectacle qu'on y voit » à chaque pas est répugnant. Un homme ivre groupe autour de lui de

*
* *

Non, non, ce n'est pas avec un traitement pareil qu'on peut réformer des êtres pervertis. Ce n'est pas en les catéchisant, en leur parlant chapeau bas, en leur procurant gratuitement le pain et la pitance, en les laissant croupir dans une abrutissante oisiveté ; ce n'est pas par de pareils moyens qu'on les ramènera au sentiment de leur indignité.

Envoyez-moi tous ces garnements au loin pour assainir nos colonies les plus insalubres, y creuser des canaux, y pratiquer des chemins, y travailler, en un mot, sous la surveillance d'équipiers énergiques. Qu'on les rémunère convenablement et qu'on les nourrisse à leurs frais, s'ils sont valides, et vous verrez qu'au bout de quelques années d'un pareil régime leur caractère sera façonné, s'il peut jamais l'être.

*
* *

Dans les questions médico-sociologiques comme celle que

» jeunes enfants et lutte avec eux de grossièretés ; une femme excite le
» rire par une pantomime indécente....

» Au café, voici un homme à barbe et à cheveux grisonnants en
» train de prendre une absinthe. C'est un paysan normand qui a tué
» deux vieux parents, dont il convoitait le lopin de terre. La conversa-
» tion s'engage :

» — Eh ! bien, père la Chopinette, regrettez-vous le cidre de Normandie ?

» — Ma foi ! non : je ne le regrette pas depuis que ces brigands d'au-
bergistes mettent de l'eau dedans et qu'on en peut boire dix bouteilles
sans se griser.

» — Mais le pays, vous y songez encore ?

» — Pourquoi voulez-vous que j'y pense? J'ai fait venir mes deux
gars ; nous cultivons du maïs, du café, de quoi mettre de côté un gros
sac d'écus chaque année. Et le climat est bon. Si j'avais su ça là-bas,
j'aurais tué les deux vieux dix ans plus tôt.... »

Tous ces gueux sont-ils beaucoup plus intéressants que ceux à qui
nous faisons la chasse au Tonkin? En tous cas, ils sont moins à plaindre
que beaucoup d'honnêtes artisans de Franche-Comté et aussi d'ailleurs.

nous examinons, l'imagination pourrait nous égarer. Il ne faut plus traiter ces questions abstractivement en y apportant des vues théoriques et des conceptions arbitraires, qui ont eu, comme nous l'avons dit, leurs nécessités dans le temps, mais qui ne l'ont plus à présent ; il convient de les résoudre à l'aide du bon sens guidé par l'observation.

Déjà, je le sais, une évolution semble s'opérer dans ce sens. On dirait que l'action de quelques médecins distingués s'est déjà fait sentir dans notre parlement.

La loi Roussel et la loi qui enlève les enfants à des parents indignes, sans avoir égard à cette fameuse liberté des pères de famille, etc., sont des lois absolument médicales.

Il manque encore à cette dernière un complément : c'est que les parents soient sévèrement châtiés et rendus responsables civilement et même correctionnellement de la mauvaise conduite de leurs enfants, s'ils ne justifient qu'ils ont été impuissants à la réprimer.

Un jour, comme je soutenais cette idée dans une réunion, un des interlocuteurs se mit à plaindre les parents : « Tenez, » lui fit observer le maire de Charcenne, le garde champêtre du village vient d'arrêter deux enfants qui, armés » de ciseaux, coupaient des épis dans les champs. Ces épis, » ils les entassaient à la poignée dans la doublure de leur » sarrau que les parents avaient disposée à cette fin. »

N'oublions pas que ce que les parents peuvent pour le vice, ils le peuvent aussi bien pour la vertu. L'instruction scolaire, que nous dispensons si largement, est une excellente chose ; mais, au sentiment des médecins, l'éducation domestique vaut certainement mieux pour tremper l'âme des jeunes citoyens.

V.

LA MÉDECINE EST-ELLE EN POSSESSION D'UNE DOCTRINE
ET DE PRINCIPES DE MORALE?

———

La nature & ses lois.

Comment la médecine, qui est un art si incertain, qui est le plus incertain des arts, serait-elle en mesure de donner à la société un nouveau code de morale? Peut-elle lui assurer des règles de conduite — *vitæ rationes?* — A-t-elle une doctrine sérieuse à proposer, des dogmes, un *Credo* quelconque? A-t-elle des articles de foi?....

— Elle a mieux que des articles de foi, puisqu'elle possède des vérités d'observation qui nous indiquent des règles de conduite qu'il serait toujours dangereux de transgresser, et qui ont en plus l'inappréciable mérite de pouvoir être contrôlées et vérifiées toujours et partout, autrefois comme à présent, à Constantinople, à Londres, à Vienne aussi bien qu'à Paris. Où pouvez-vous trouver une école de morale qui satisfasse mieux la raison, dont les menaces ne soient pas vaines et l'enseignement mieux assis?....

C'est sur ces vérités d'observation, dont l'ensemble constitue la loi naturelle, que nous prétendons asseoir la morale nouvelle. Ces vérités s'imposent par leur caractère de certitude et d'invariabilité, et elles ne sauraient engendrer aucun schisme un peu sérieux dans notre grande église médicale.

Quelle belle et savante étude que celle des lois de la nature ! Quel précieux recueil on en pourrait composer, bien autrement intéressant que celui des décrets et ordonnances de nos rois !.... Car ces lois n'ont pas été enfantées par la raison des hommes, en vue d'expliquer théoriquement la vie du monde. On les voit à l'œuvre ; elles exercent leur action d'une manière permanente et qu'il serait impossible de méconnaître ; et leur formule est une simple constatation de faits journaliers faciles à vérifier.

*
* *

De même qu'il existe en chaque créature terrestre un moteur ou principe unique, intelligent, prévoyant, un génie initial, une âme enfin, qui a d'abord formé nos organes et qui les répare ensuite et les entretient ; de même aussi, il est manifeste qu'un grand régulateur, un esprit providentiel coordonne et maintient l'harmonie générale et la vie du monde.

L'existence de cette âme universelle est aussi bien prouvée par les courants vitaux auxquels tous les êtres de la création doivent leur durée, et dans lesquels ils sont parfois emportés comme dans un tourbillon, que par la variabilité, les incertitudes, les apparitions de ces grands phénomènes qu'on pourrait considérer comme capricieuses ou fortuites si elles n'étaient pas toujours opportunes, si elles n'arrivaient pas toujours à point.

C'est ainsi qu'à des époques qui n'ont rien de déterminé, un étrange pressentiment, une sorte d'esprit prophétique, agite tout à coup les oiseaux migrateurs, comme pour les avertir que les temps sont proches, qu'il faut quitter les régions où ils sont cantonnés et en chercher d'autres où ils puissent trouver les aliments nécessaires. Cet instinct vital prévient aussi les plantes de se hâter de porter graine, parce que les beaux jours leur sont comptés.

Les crises automnale et printanière ont lieu, au Spitzberg, en juin et en août. La Providence a créé des êtres annuels dont l'évolution correspond précisément à ces époques. « Jusqu'au » milieu de mai, dit le capitaine Bragg, toute la contrée est en- » sevelie sous la glace ; au milieu de juillet, les plantes sont en » fleur, et vers la fin du même mois ou le commencement d'août, » elles ont mûri leur semence. Par quel instinct ces plantes par- » courent-elles le cercle de leur existence dans un espace de » temps qui n'est que la troisième partie de celui nécessaire à » celles de la même espèce dans les contrées plus chaudes, comme » si elles *prévoyaient* la courte durée de la chaleur? Il n'est cer- » tainement que la main du Créateur qui ait pu imprimer une » telle loi à des végétaux privés de sentiment (1). »

Cette prévoyance, que le capitaine Bragg considère avec rai- son comme *providentielle*, n'a pas été donnée seulement à la végétation du Spitzberg. Tout être vivant possède nécessairement une force en vertu de laquelle les actes les plus intimes de sa machine s'effectuent de telle façon plutôt que de telle autre; il possède, c'est nécessaire, un instinct particulier qui dirige ses fonctions en les appropriant avec convenance au milieu dans lequel elles doivent s'exercer. C'est pour cela qu'il *vit*, en un mot qu'il a l'*être* proprement dit.

Cette prévoyance instinctive pousse, par exemple, une même espèce animale, le chevreuil, à concevoir à des époques diffé- rentes, là et ailleurs, mais toujours avec opportunité, pour que les produits qui naîtront puissent se développer. « La nature » est la plus prévoyante des mères, elle n'a pas voulu que le » faon qui va naître grelottât sur un linceul de neige ; et dans » les contrées où l'hiver se prolonge au delà du temps qu'elle » assigne à la gestation, elle a reculé l'époque de la fécondation, » et cela bien que la précocité de ce même hiver semblât devoir » en hâter l'heure. »

(*Mémoires de la Société d'émulation du Doubs*, 1866.)

(1 *Voyage au pôle nord*, traduit par Pujol.

Le rut du chevreuil, qui commence en octobre dans les bois de Versailles et de Fontainebleau, ne commence que deux mois après dans nos montagnes du Jura. Quel autre cause qu'un instinct providentiel pourrions-nous invoquer pour expliquer de pareilles singularités physiologiques?

Voici qu'une invasion d'animaux malfaisants, de sauterelles, de souris, de microzoaires, semble présager la fin du monde. Nous sommes sans moyens sérieux de défense contre le fléau. On voit les espèces dévorantes s'étendre de proche en proche, se multiplier, envahir tout et répandre la destruction à la surface du globe.... Tout à coup, l'année suivante, on n'en voit plus. Qui pourra nous révéler le secret de cette étrange multiplication? qui, de cette disparition inattendue?

Ou bien c'est un vent de révolution et un esprit de conquête qui secouent toutes les nations de la terre.

D'autres fois, c'est une morbidité sociale, un génie épidémique, comme on dit, qui domine et qui imprime son cachet à tous les autres états pathologiques coexistants, jusqu'à ce qu'il ait épuisé son action ou qu'il ait fait place à un autre (1).

Voici qui est plus curieux. Une peste meurtrière s'établit en France sur les bêtes ou sur les gens. Elle opère avec tant de furie qu'on dirait qu'elle va exterminer à bref délai l'espèce sur laquelle elle exerce ses ravages; quand tout à coup l'espèce menacée, sans qu'on sache ni pourquoi ni comment, reprend avec une suractivité inattendue en vertu de laquelle elle réagit, surmonte le danger, devient plus résistante et plus féconde....

---

(1) Ces influences morbides agissent simultanément sur des points très éloignés les uns des autres. Elles semblent rattacher les êtres répandus à la surface du globe par une similitude de dispositions de santé, par des liens de vitalité qui échappent à nos investigations.

Plus féconde?

Oui, et c'est là, on en conviendra, une bien singulière observation. Pourquoi, après chaque guerre un peu meurtrière, après chaque épidémie, après un cataclysme quelconque, pourquoi l'espèce humaine, pour ne citer que celle-là, devient-elle plus féconde qu'à l'ordinaire?

Y aurait-il donc une puissance occulte qui opère en réglant la fécondité des races? Qui est en état de l'activer ou de la ralentir?

C'est un fait toutefois qu'on ne saurait nier. Et ces merveilleux courants d'un dynamisme intelligent et réparateur se font toujours sentir à la suite des grands désastres : de telle sorte qu'on pourrait considérer ces fléaux de Dieu comme des nécessités périodiques.

Nous parlions de fécondité. — La même remarque a été faite dans les pays à marais et dans les centres manufacturiers et pauvres, où la mortalité des enfants est toujours considérable. La natalité dans ces pays est constamment plus élevée qu'ailleurs. Ce sont là des coïncidences qui ne sauraient être fortuites, puisqu'elles sont régulières et permanentes.

La vie générale reçoit donc parfois une impulsion.... De qui? De la nature, de l'âme des mondes.

* * *

Ces opérations de la vie générale, ces grands courants dont nous avons parlé tout à l'heure, échappent aux calculs et aux recherches de la métaphysique. Elles resteront peut-être éternellement cachées et inaccessibles à nos prévisions, parce qu'elles émanent d'une volonté supérieure, d'une âme qui sait et qui ne dit pas où elle va.

Contrairement à ce qui se passe dans les lois de la physique, qui ne souffrent pas d'exception, qui sont absolues,

il y a dans celles de la nature des dérogations fréquentes :
l'effet n'est pas toujours égal à la cause, ni l'action à la
réaction.

C'est là le caractère des choses de la vie. Elles ne
sauraient être emprisonnées dans des formules algébri-
ques.

La production des phénomènes vitaux ne s'expliquera
jamais par les principes de la mécanique, on ne pourra jamais en fixer géométriquement les conditions. La vie est
composée d'incertitudes, et ces incertitudes doivent être
dans les plans de la nature, parce qu'elles en assurent la sta-
bilité et le bon ordre, parce qu'elles sont nécessaires au
bien-être du monde et à la tranquillité universelle. Voyez
quel trouble dans toutes les existences, si un savant natu-
raliste pouvait à coup sûr préciser pour chacun de nous
l'heure de la mort !....

Nous avons dit quelques mots précédemment du principe
d'hérédité. Nous n'y reviendrons pas, nous nous contente-
rons d'examiner aussi brièvement que possible quelques
autres vérités morales qu'un médecin, qu'un hygiéniste,
qu'un administrateur, etc., que ceux, enfin, qui sont à un
titre quelconque chargés de surveiller la santé publique ou
privée ne doivent jamais perdre de vue.

Instinct d'imitation.

Les modifications qu'on peut imprimer au caractère de la
brute sont, en réalité, peu de chose, parce que chez elle la
dominante est une obéissance, une tendance à sa nature ou
à son instinct primitif. Toute bête est soumise à la loi de
régression ; elle reviendra toujours en arrière. Un chien, en
cessant de vivre dans la société des hommes, finira par perdre
la faculté d'aboyer, etc.

Chez l'homme, les lois de similitude ou d'assimilation

étant dominantes, le dressement modifie ses mœurs du tout
au tout (1).

L'enfant imite naturellement tout ce qu'il voit faire. Il
prend vite les manières, le ton, le tour d'esprit des personnes avec lesquelles il vit. Dès le bas âge, il joue aux
exercices qu'il voit faire à ses parents ou à ses voisins,
s'amuse au soldat, au marchand, au cavalier, etc....

Il s'habitue vite aux gestes grossiers qu'il observe et aux
mots inconvenants qu'il entend, sans même qu'il en soup-
çonne le sens et la malice.

Si l'on s'abandonne devant lui à des récriminations et à
des plaintes contre ce que l'on considère comme des injustices sociales, soyez sûr qu'on fomentera de mauvais germes
et qu'on développera en lui des sentiments de haine et
d'envie qui, plus tard, aigriront son caractère. Sa jeune
âme pourtant se serait mieux accommodée d'expansion que
de refoulement, de gaietés réconfortantes que de tristesses
morbides.... *A fréquenter les bigles on devient louche* (2),
dit un vieux proverbe. En vertu de la loi d'imitation tout
peut se transmettre, les tics comme les microbes, le vice
et la vertu.

L'imitation agit aussi puissamment sur les adultes. En
vertu d'un besoin de sympathie ou d'identification, vous
voyez la foule s'associer aux sentiments d'un fou persécuté
ou d'un gredin qui se plaint de mauvais traitements imagi-
naires et qui en exprime tout haut son indignation. Comment ne pas le croire, ce fou, qui montre les traces de vio-

---

(1) L'homme n'est soumis à la loi de régression que pour ce qui regarde la vie organique. En vertu de cette loi, deux sourds-muets en-
gendreront des enfants qui entendent.

(2) Il y avait à Leyde, du temps de Boërhaave, un maître d'école qui
était atteint de strabisme. On s'aperçut que beaucoup d'enfants deve-
naient louches. Notre proverbe viendrait-il de là ?

lence dont ses membres sont couverts, les meurtrissures que peut-être il s'est faites lui-même, son ton de sincérité, l'air de conviction qu'il met à raconter par le menu toutes les misères qu'il a endurées du fait de ses persécuteurs ? On pourrait se dire : mais c'est insensé ce qu'il raconte, car on n'est pas cruel sans motif ou sans intérêt ! Eh bien ! non, une instinctive sympathie nous émeut involontairement et nous unit à ceux qui souffrent....

On ne se défie pas des dissemblances morales qui existent entre les hommes : on ne croit pas que quelqu'un puisse nous tromper à ce point. Et l'instinct nous égare, trouble et fausse nos jugements.

L'esprit de gaieté se communique et un homme de bon appétit invite les autres à manger.

La vérité est que l'homme est essentiellement imitateur. Ce qu'il voit faire, il finit par être tenté de le faire aussi. Et plus on étalera la corruption, plus on en favorisera les développements. C'est pourquoi on doit considérer et traiter comme des rufiens vulgaires — ce qu'ils sont — tous ces publicistes et lanterniers qui font argent des chroniques scandaleuses et des récits orduriers.

Les névroses, les maladies convulsives, les folies spirites et autres, les insanités révolutionnaires, se transmettent facilement par imitation. Plutarque raconte qu'à Milet, ville de Carie, il y eut une épidémie de suicide chez les jeunes filles, lesquelles se donnaient la mort par cette contagion de l'exemple. Le magistrat fit cesser cette épidémie en ordonnant que le corps de toute fille qui serait morte de cette façon serait promené tout nu à travers les rues de la ville. Ce magistrat avisé appliquait un des aphorismes de notre art : *Duobus doloribus simul abortis, vehementior obscurat alterum ;* vous vous tuez par esprit de mélancolie, je vais vous guérir en menaçant votre pudeur. Et l'épidémie prit fin.

On a vu des adeptes de la chasteté se mutiler pour n'être plus obsédés par la chair : *et sunt eunuchi qui seipsos castraverunt propter regnum cœlorum....* Qui aurait pensé, quel psychologue aurait pu s'imaginer que des fous de cette espèce rencontreraient des imitateurs? Comment supposer que ces apôtres de la chasteté feraient des prosélytes?.... Et pourtant on vit paraître dans le IIIe siècle une secte d'hérétiques nommés Valésiens, qui avaient la manie, non seulement de se mutiler, mais de mutiler ceux qu'ils rencontraient pour les sanctifier, *velint, nolint.* En Russie, paraît-il, cette secte est encore en vigueur.

Toutes les excentricités finissent par être contagieuses. Les idées les plus extravagantes font des partisans, si on les laisse se produire en liberté, sans les réfuter, ou sans armer la société contre elles. Si absurdes qu'elles soient, elles iront troubler l'esprit faible de pauvres gens qui, à force de les entendre répéter, finiront par les accepter comme mots d'Evangile.

C'est ainsi qu'en faisant entendre aux monarques qu'ils sont infaillibles, on en arrive à les persuader qu'ils le sont effectivement. A plus forte raison arrivera-t-on à un pareil résultat chez de pauvres ignorants, si on leur répète à journées faites qu'ils possèdent sur toutes choses la science infuse ; qu'ils valent autant que les autres ; qu'ils sont faits pour commander, non pour obéir. Ils finiront par en être convaincus.

Voilà comment la science de l'homme est seule en état de nous faire comprendre le danger de certaines libertés qui semblent inoffensives, mais qu'un législateur prudent ne doit pas dispenser sans y regarder à deux fois. Elle seule a qualité pour combattre des théories trop absolues et certaines utopies qui sont à l'ordre social ce qu'est l'empirisme à l'art de guérir.

Voilà pourquoi aussi la place du médecin est dans tous les conseils de la famille, de la commune et de l'Etat.

Chargé spécialement des questions d'hygiène qui sont traitées au sein de ces conseils, est-ce possible que le médecin d'un syndicat de communautés, que le titulaire d'une paroisse médicale, ne soit pas appelé à donner son avis sur la salubrité de certains établissements de tolérance, ou sur la portée sanitaire des exercices, des jeux, des plaisirs publc s?

On a à cet égard combien d'idées à rectifier! Et que de réformes à accomplir! Par conséquent, combien d'intérêts à froisser! Car un esprit libéral bien mal entendu, qui nous a été transmis par nos pères, veut qu'on maintienne encore certaines institutions fort dégradantes, quoique aujourd'hui le sens commun les réprouve. Mais, au dire de nos philanthropes, ces institutions sont nécessaires à la tranquillité du corps social, comme des cautères le sont à la santé de quelques personnes; une longue accoutumance nous les a rendues nécessaires. Les Espagnols ont besoin des combats de taureaux; les Flamands, des batailles de coqs; les Anglais, des luttes du pugilat et de la boxe. A nous, les établissements où la jeunesse va s'initier à la débauche sont indispensables!

Un jour, il était question au conseil municipal de Besançon de permettre l'ouverture de nouveaux bals dans la banlieue, où il en existait déjà plusieurs qu'on avait eu le malheur d'autoriser dans le temps, et qui, forts de cette licence, en profitaient pour maintenir en plein centre ouvrier une école de dépravation. Malgré les plaintes que ces établissements motivaient, on ne pouvait raisonnablement les fermer, à cause des frais qu'ils avaient dû faire pour s'installer; mais il eût été insensé d'en augmenter le nombre.

On discutait cette affaire.

Comme le maire, un jurisconsulte éminent, aujourd'hui sénateur, qui n'était pas éloigné d'accorder cette autorisation, faisait valoir que les maisons de tolérance, les bals et lieux publics étaient comme des exutoires destinés à faire sortir les humeurs du corps social, les médecins du conseil s'élevèrent contre un pareil paradoxe. Ils firent observer que la suppuration n'était pas une nécessité physiologique ; que plus elle était entretenue et favorisée, plus elle y habituait l'organisme, plus elle en affaiblissait la vitalité, plus elle le rendait maladif et souffrant.

Et c'est la vérité.

En France, quoique nous ayons un sens moral très affiné, nous avons conservé bien d'autres restes de la barbarie, qu'il est réservé à la médecine de faire disparaître peu à peu, au nom des intérêts de la santé et de la moralité publiques.

Ce n'est pas ici le lieu d'énumérer les usages ou les institutions que je vise.

Autrefois, — car il ne faut pas croire que nos pères avaient la délicatesse et, j'oserai le dire, l'élévation de nos sentiments, — autrefois il existait partout, bien plus qu'à présent, des tripots, des spectacles forains, des danses ignobles, des étuves qui n'étaient en réalité que des maisons ouvertes à la prostitution. Et sur tout cela, malgré leur rigorisme d'apparat, nos moralistes de l'*à priori* se faisaient, comme ils se font encore, d'étranges illusions.

Oyez plutôt.

Un recueil manuscrit des règlements de police de la cité de Besançon nous a conservé les anciennes *ordonnances* de tous les *estats* qui s'y exerçaient au XVe siècle et même auparavant.

Dans l'*ordonnance des bordeaux et estuves*, il est dit que toutes les étuves étaient publiques — et libres, s'entend, — sauf une qui cessait de l'être pendant deux jours, les lundi et jeudi de chaque semaine, et où, ces jours-là, aucun *rufien, putier ne aultres hommes* ne pouvaient aller, afin que les femmes de bien pussent s'y rendre. Et pendant ces jours réservés, le service devait y être assuré par une bonne et *honneste* femme ou chambrière.

Les maîtres des autres étuves ne devaient, sous peine de forte amende, *recepvoir* ni souffrir de femme de bien dans leurs établissements, où pouvaient *aller de jour et de nuit paisiblement tous hommes et autres femmes dissolues, prêtres et putains.* Et lesdits maîtres pouvaient avoir *trois* ou *quatre filles dissolues,* pour servir tout ce monde aux étuves, mais pas *de jeunes filles pucelles, affin que par la vehue des méchancetés elles ne soient corrompues et deviennent méchantes.*

Naturellement ces industriels payaient à la cité une petite redevance ; mais le produit de la débauche ne pouvait servir à la chose publique, ni être *surtout* employé pour la réfection des remparts.

Vous comprenez : cet argent étant de provenance ignoble, *tanquam ex turpi quæstu,* il aurait pu porter malheur à la cité et éloigner des remparts ses saints défenseurs. Il devait donc être affecté à l'édification et à l'entretien d'une chapelle et d'un autel en l'honneur de Messieurs saint Antoine, saint Sébastien, saint Roch, saint Ferréol et saint Ferjeux, ainsi que d'une *maison près et touchant le cimetière du Saint-Esprit, pour y mettre les vieilles chambrières et autres gens malades de la peste.* Deux chambres à l'étage étaient réservées pour deux barbiers et pour un médecin apothicaire ou pour autre chose de mieux, comme nous ou nos successeurs aviserons (1).

---

(1) Archives de la préfecture. Police du noble hostel consistorial de la cité de Besançon, *ex mandato nobilis domini Gauthiol ab Ancier, anno* MDLXXXIII.

Toutefois on ne renonçait pas à l'espoir de moraliser le personnel de ces sortes d'établissements, et on l'obligeait d'assister aux offices et aux sermons. Les filles ou chambrières étaient tenues de porter sur le bras droit une aiguillette rouge, à différence des femmes de bien....

Singulier temps !

A Besançon, nous n'avons plus besoin d'édicter une réglementation aussi détaillée sur les maisons de débauche, qui ne sont plus que des maisons de tolérance. Mais enfin ces maisons subsistent toujours. On se borne à en soumettre le personnel à des visites médicales et à en défendre les provocations et les scandales.

Pour ma part, j'ai dans l'idée que ces établissements, bals publics, cafés-concerts, maisons de tolérance, excitent les sens et n'élèvent guère la pensée du public qui les fréquente. Ils ne peuvent que dépraver la population, et, au lieu de servir la morale, la corrompre.

Je sais bien que des fanatiques de la liberté vont jusqu'à les prendre sous leur protection, estimant que le corps social a peut-être encore besoin de cet exutoire.

Besoin d'expansion.

En dehors des instincts de la reproduction ou du besoin qu'ils ont d'agrandir leur domaine de chasse, il est peu d'animaux qui soient enclins à rechercher la société de leurs congénères ou à coloniser. Ils n'essaiment que s'ils sont à l'étroit dans le lieu qu'ils occupent.

L'homme, au contraire, a un impérieux besoin de communiquer et même de faire partager aux autres ses moindres impressions. Combien n'en voyons-nous pas qui, sans autre motif que ce besoin-là, se font les apôtres d'une idée, les propagateurs d'une méthode, les prosélytes fervents d'une réforme ou d'une innovation quelconque !

Le don de prosélytisme essentiellement humain est une des causes les plus actives de nos progrès. Il étend la sociabilité et il crée l'émulation, cette disposition à faire au moins aussi bien que les autres. Ce don, on ne doit pas le combattre, mais le régler, pour qu'il reste dans la mesure de l'honnête.

L'essaimage n'a pour ainsi dire rien de commun avec le besoin d'expansion. Peut-on même rapporter à ce sentiment noble et élevé les combinaisons mercantiles en vertu desquelles une nation se lance à la découverte de régions nouvelles pour en exploiter les productions et pour y débiter ses propres denrées? Car enfin, l'apôtre d'une croyance, le vrai prosélyte, lui, n'a pour objectif que d'améliorer ; que de faire partager sa manière de voir ; que de communiquer ses goûts, sa civilisation ; ou que d'étendre la renommée de son pays, et de glorifier sa race, sans arrière-pensée commerciale. C'est quelque chose d'humain.

Est-ce à dire que nous blâmions l'expansion commerciale ?.... Non, mille fois non ; nous considérons qu'elle est légitime et honorable ; mais à la condition qu'elle ne soit pas la fin unique, la fin principale de l'entreprise.

Les hommes chez qui les sentiments supérieurs n'ont pas acquis un certain développement sont incapables de se rendre compte du caractère de l'apostolat. Quand vous parlez à une âme vulgaire de vous expatrier pour faire connaître votre langue, vos institutions et vos mœurs en vue d'améliorer le commerce national, il comprend peu, mais il entrevoit les avantages de l'expansion. Que si vous lui parlez du besoin qu'éprouve votre génie civilisateur de propager votre foi religieuse ou politique en vue d'imposer plus tard au monde l'influence de la race, et d'être un jour le peuple souverain par l'idée, il ne vous comprend plus. Qu'est-ce que ça rapporte tout ça? se demande-t-il. C'est se donner bien des maux pour rien !

Commerciales, religieuses ou politiques, toutes les luttes d'influence entre les nations sont des luttes pour l'une ou l'autre expansion.

La première, si elle est exclusive, est incapable de faire la conquête du marché universel. Les deux autres, si elles laissent opérer, si elles favorisent l'action commerciale, prévaudront sur tous les points.

Le désir ou l'esprit de domination chez un peuple est naturel et légitime, mais à la condition d'en poursuivre le succès par des annexions ou par une assimilation qui n'ait rien d'égoïste, rien de déshonorant surtout pour ceux qu'on veut dominer.

Une nation mercantile ne saurait donc être la dominatrice du monde; un peuple généreux et désintéressé, si.

La supériorité du génie d'une race doit s'imposer par la force des choses. Ce n'est pas ici le lieu de dire en quoi consiste cette supériorité. Je le regrette.

Le besoin d'expansion, ce que nous appelons la loi de la concurrence vitale, on l'appelle, de l'autre côté de la Manche, le *struggle for life*, mot barbare qui, dans la bouche d'un Anglo-Saxon, signifie l'extermination de ses concurrents.

Lois d'équilibre fonctionnel.

A l'égard de la tempérance et de la frugalité, on voit apparaître des divergences singulières entre les moralistes des différentes écoles primitives.

Les uns ont prêché l'abstinence de la chair, recommandé l'usage des légumes et des racines, les boissons aqueuses, tout au plus l'usage du lait, des œufs, etc., afin que l'âme ne fût pas obscurcie ni alourdie par une nourriture trop substantielle. Ce régime fut prescrit aux castes sacerdotales par bien des religions.

D'autres estiment que plus l'individu consomme d'aliments plastiques et azotés, plus il devient apte à rendre en travail physique et en activité intellectuelle. Et ils s'appuient sur ce que les peuples nourris pauvrement sont généralement superstitieux et timides, dépourvus d'énergie et d'esprit d'initiative ; ceux qui sont nourris de viande et qui usent de vins généreux seraient au contraire vigoureux de corps et d'esprit. L'homme, disent-ils, ne vaut que par ce qu'il consomme. Ce qui est une absurdité.

Il serait plus vrai de dire ceci : qu'il soit végétarien ou carnivore, qu'il boive de l'eau ou des liquides spiritueux, l'homme ne vaut que par la modération qu'il apporte dans l'usage de toutes ces choses, que par la tempérance qu'il met à s'en servir.

Mais il n'y a pas de théorie, si absurde qu'elle soit, qui ne puisse éclore dans la cervelle des humains. C'est un humus sur lequel poussent facilement toutes les moisissures, tous les agarics, toutes les herbes folles de la création.

On peut soutenir *à priori* les propositions les plus hétéroclites et les plus absurdes, et si l'on perd de vue l'observation, ces propositions semblent ne répugner ni à la raison ni même à des révélations particulières.

*
* *

L'intempérance, quelle qu'elle soit, tue les instincts supérieurs ; elle affaiblit la constitution, tandis que la privation, quand elle est voulue, favorise au contraire la vigueur des races.

« Quand deux races vivent sur le même sol, dit Hepwort » Dixon, celle qui mange le moins doit naturellement chas- » ser l'autre. La vache maigre mange la vache grasse. » Et c'est un Anglais qui écrit cela !

Cette affirmation peut se démontrer économiquement ; physiologiquement, elle se confirme.

Les développements excessifs de l'individualité se font

toujours au détriment de l'espèce. De sorte qu'au lieu de développer la puissance générique, par exemple, comme le prétend M. Alfred Fouillée, une nutrition trop active la ralentit : « Les races pauvres et mal nourries, dit cet auteur, sont naturellement les moins prolifiques ; les Irlandais, ajoute-t-il, feraient exception. Sauf pour ce qui regarde les Irlandais, l'assertion de M. A. Fouillée est une hérésie scientifique. Elle n'est pas d'accord avec les faits observés ; car, en vertu de la loi des compensations vitales, la nature, comme nous l'avons vu, semble proportionner la natalité aux déperditions qui ont lieu. Voilà pourquoi dans les centres de fabriques et d'usines, dans les pays à marais, où la mortalité du jeune âge est excessive, la proportion des naissances est plus forte que dans les pays d'aisance et de richesse.

D'ailleurs une observation commune semble démontrer que la natalité serait plus forte chez les pauvres que chez les riches. *Il y a plus d'enfants dans une mesure de gaudes*, disent nos campagnards, *que dans deux muids de vin*. Dans une maison où l'on consomme du vin, les gens sont en général mieux nourris que ceux qui vivent de gaudes — farine de maïs — potage ordinaire des anciens paysans, en Franche-Comté.

Le bien-être semble donc amoindrir l'espèce.

« L'état de liberté est moins favorable au développement » des nègres en Amérique que l'état de servitude, » dit le voyageur anglais Dixon, que nous avons déjà cité.... Et ailleurs : « La fécondité des créatures réduites à l'état de » servitude est telle, qu'en dépit de toutes leurs misères, les » nègres se multipliaient si rapidement, qu'au bout de » vingt ou vingt-cinq ans, leur nombre menaçait de dépas- » ser celui de leurs sauvages propriétaires (1). »

(1) *La Conquête blanche*, p. 210 et 369.

Cette philosophie exportée des îles Britanniques, qui ne voit la santé que dans l'aptitude à digérer beaucoup, qui proclame que l'homme ne vaut que par ce qu'il mange, cette philosophie-là est dans une complète erreur. Elle peut cadrer avec les idées de l'ouvrier famélique qui ne rêve guère à autre chose qu'aux satisfactions de son estomac ; mais elle n'est nullement conforme au sentiment des vrais observateurs.

*
* *

Une autre école de philosophes économistes professe que l'homme est maître de limiter la procréation ; que la chose est en soi indifférente ; que c'est matière à régler, d'après les moyens d'existence qu'on possède, etc....

A l'inverse de cette doctrine, la science d'observation prouve que cette limitation, déjà pratiquée au temps des patriarches, est dénaturée et conséquemment immorale et antihygiénique.

On ne se livre pas généralement, j'en conviens, aux actes de la reproduction en vue de la fin que la nature leur a assignée, mais plutôt à cause de l'attrait ou de la volupté qu'ils nous procurent ; pas plus qu'on ne mange pour réparer les déchets de l'organisme, mais bien pour satisfaire sa faim. Cependant si, par un abus intéressé, on saisit le plaisir tout en se dérobant systématiquement à des conséquences finales qu'on voudrait éviter, on fraude la nature, qui manque rarement de punir cette violation d'une de ses lois.

Voilà ce que la médecine pense à ce sujet. Les philosophes qui ont prétendu qu'on pouvait stériliser le plaisir, ne voient pas ou ne voient qu'imparfaitement comment et pourquoi cela ne serait pas permis. La raison, en effet, ne le dit pas ; mais l'observation l'apprend tous les jours aux hommes de l'art.

* *

En l'année 1860, j'étais obligé de me rendre à Byans de temps en temps, auprès d'une pauvre garde-barrière qui était atteinte d'une fièvre continue. J'avais entendu dire que la femme du chef de station était très malade de *la poitrine*, et cela depuis des mois ; qu'elle avait été longtemps soignée par un médecin du voisinage, etc. Son mari, par convenance peut-être, ne m'en avait jamais parlé ; et, par discrétion, je ne voulais pas lui en parler non plus.

Comme je faisais une dernière visite à ma garde-barrière qui était en convalescence, le chef de gare s'ouvrit enfin à moi sur la situation de sa pauvre femme, qui était prise à la poitrine, me disait-il, et dans un état désespéré. Son médecin ordinaire l'avait pour ainsi dire abandonnée, après avoir épuisé tous les remèdes.

Je me rendis auprès de la malade. C'était une personne d'une trentaine d'années, brune, petite de taille, mais en somme d'assez bonne constitution apparente, malgré une maigreur excessive. Elle était couchée sur une espèce de chaise longue, couverte chaudement, quoique ce fût l'été. Elle paraissait oppressée, même angoissée ; et chaque inspiration produisait un bruit de cornage comme si l'air fût entré dans un tube de fer-blanc.

Le pouls fréquent était régulier, assez plein.

Pas de matité dans la poitrine ; pas de crépitation ni d'autres bruits suspects, si ce n'est ce maudit cornage qui dominait tout.

Les fonctions interrogées l'une après l'autre ne me révélaient rien.

La malade toutefois était dans un grand état d'affaissement physique et moral.

On m'assura qu'il n'y avait pas eu d'antécédents morbides dans sa famille. Elle n'avait eu qu'un enfant six ans auparavant ; l'accouchement avait été facile et les suites de couche simples.

Je ne voyais aucune indication bien précise à tirer de tout cela. Que faire pour arracher la malade à cet affaissement inexplicable, ou pour calmer l'énervement auquel elle était en proie ?

Je ne sais plus quel médicament je prescrivis. Mais en descendant je demandai au mari, qui paraissait vigoureux, pourquoi, étant marié depuis plus de huit ans, il n'avait eu qu'un fils.

« Dame ! les appointements ne permettent guère qu'on se donne le luxe d'une grosse famille....

— A la bonne heure ; mais un enfant vous coûterait moins à nourrir et à élever qu'une femme malade à soigner.

— Assurément !.... Si je savais !.... Est-ce votre opinion, monsieur le docteur ?

— Je crois que les fraudes que vous commettez peuvent engendrer ce désordre dans l'organisme, car les fonctions maternelles sont encore plus nécessaires à la santé des femmes mariées qu'à celle des célibataires. »

Je perdis de vue cette famille et j'avais presque oublié les particularités que je viens de rapporter. Mais à quelques années de là, je vis un jour descendre du train mon ancien chef de gare de Byans, qui tenait à la main un joli petit garçon de deux à trois ans.

« Tiens ! tiens ! lui dis-je en riant, est-ce à vous ce bel enfant ?

— Eh ! oui, docteur ; c'est votre prescription....

— Et Madame ?

— Elle se porte admirablement bien.... »

Je me souviens d'une autre malade, une très jeune femme encore, quoiqu'elle fût mère d'un fils de cinq à six ans, qui était venue, en vue de rétablir sa santé, habiter un joli cottage des environs de Besançon. Le séjour à la campagne fut impuissant à la remettre, et malgré les médications les plus variées, injections, cautérisations, topiques ou épithèmes, bains, employés sur les conseils de son médecin ordinaire, elle continuait d'avoir des spasmes et des maux de reins, des crises de nerfs parfois inquiétantes.

Comme au toucher rien ne révélait une lésion sérieuse de la matrice, dont les fonctions étaient à peu près régulières, comme il n'y avait aucun écoulement suspect, je fis entendre au mari qu'avant tout, il convenait de mettre fin aux fraudes auxquelles il m'avouait s'être livré, dans la crainte d'avoir des enfants.

Le résultat ne se fit pas attendre. Une nouvelle grossesse mit fin à tous les accidents.

Si la nature nous a donné le plaisir pour nous inciter à l'accomplissement d'une fonction aussi importante que la reproduction, elle n'a pas entendu faire quelque chose de stérile.... Des faits pareils en sont la preuve.

La volupté par elle-même, et pour elle-même, finit par être abrutissante ou douloureuse. Qui ne connaît, qui ne pourrait citer des névropathes qui ne veulent pas être mères, qui font la joie des apothicaires et le désespoir des médecins [1]?

Mais toutes ces choses sont banales pour nous. Il serait bon qu'elles le fussent pour tout le monde.... N'avons-nous pas le devoir, nous qui pénétrons dans les familles, de les vulgariser ?

D'ailleurs, en répandant ces vérités, en prouvant que nos moyens pharmaceutiques ne sont que secondaires, ne sont

---

[1] Cette loi *de plénitude vitale* et d'équilibre fonctionnel est universelle. Les vétérinaires vous diront que pour rendre traitable une cavale indocile, une bête de sang, il faudrait la faire saillir.

que des palliatifs, souvent incertains, nous sauvegarderions tout au moins la dignité de notre caractère professionnel.

*
* *

Pour ne pas allonger ce travail inutilement, je laisserai de côté d'autres vérités d'observation non moins intéressantes, comme les lois de *solidarité*, de *similitudes diététiques*, d'*adaptation* ou d'*accommodation au milieu*, de *sélection naturelle*, etc.

Dans toutes ces questions, la médecine se prononce parfois tout autrement que la philosophie, l'expérience que la raison. Mais les subtilités scolastiques ne sauraient prévaloir contre la signification rigoureuse, contre la brutalité des faits. Et rien n'est irréfutable et simple comme la logique du sage ou du savant qui s'en tient à l'observation de la nature.

Voyez, par exemple, comme il est facile de s'illusionner quand on règle sa conduite sur les conceptions théoriques même les plus spécieuses.

Vous faites une plantation d'arbres forestiers par semis. La raison vous dit : espace tes sujets, afin qu'ils aient plus d'air et de lumière, et leurs racines pourront s'étendre au loin et au large et puiser dans le sol des sucs nutritifs qui ne leur seront pas disputés; tandis que si tu les rapproches, ils s'étoufferont les uns les autres, ils resteront difformes et chétifs.... L'expérience vous tient un autre langage : la raison te trompe, la densité de ton semis créera entre tous les sujets qui vont pousser une véritable concurrence vitale, comme un sentiment d'émulation, et c'est à qui s'élancera le plus vite pour avoir sa part de rayons solaires et d'air pur. Si, au contraire, tu les fais croître dans une sorte d'isolement, la sève, au lieu de monter, alimentera les branches inférieures, et tes arbres, devenus grands, seront ventrus et disgracieux.

Et l'expérience ici est bien dans la vérité. La raison prête souvent à la nature des arrangements absolument fantaisistes. Et c'est pour cela que les théories les plus séduisantes ont si peu de solidité.

***

Les théories sont trop souvent en contradiction les unes avec les autres; ce qui affole nécessairement la boussole populaire.

Tenez, en ce moment on est en train de nous faire faire une nouvelle pointe dans l'inconnu. De vieux philosophes de l'école de Jean-Jacques, anarchistes par tempérament, ont vanté jadis l'éducation physique des enfants, leur dressement en plein air et en pleine liberté; on les eût ainsi élevés comme on élève les poulains dans une prairie, sauf à les instruire pratiquement, en leur répondant sur ce qu'ils demandaient. Et ce système eût été beaucoup goûté par les écoliers de mon temps. Aujourd'hui, livrée aux pédadogues, la jeunesse est poussée à l'instruction jusqu'au surmenage. Méconnaissant la loi de l'équilibre fonctionnel, on vise à développer l'esprit, sans se préoccuper que ce développement doit se faire au détriment du corps.

Voilà comment, avec les hommes d'imagination, on passe d'un extrême à l'autre.

« Il faut instruire nos enfants, dit-on; car nous avons été » vaincus par la supériorité de la géographie ou de la syn- » taxe allemande! » Eh! puissions-nous ne pas l'être une autre fois par la supériorité du jarret ou d'autre chose! Car enfin on est toujours pris par son côté faible.

Tâchons de ne pas avoir de côté faible, et de maintenir la santé des nôtres dans un équilibre fonctionnel qui en assure la vigueur.

Avec notre système d'éducation scolaire, nous dépouillons le support de toutes les fonctions vitales, nous découvrons les œuvres vives de l'économie au profit de la mémoire et de quelques facultés non essentielles. Il en résultera nécessairement un affaiblissement de l'énergie nutritive et une sorte d'atrophie organique.

Et cependant les fonctions organiques sont, je ne dirai pas les plus élevées, mais les plus indispensables, les plus essentielles à entretenir et à fortifier [1]. Car sans elles les fonctions intellectuelles se paralysent, et sans la vigueur du corps, les plus nobles sentiments de la pensée sont bientôt frappés d'impuissance.

Ainsi, en dépouillant la santé physique de nos enfants au profit de leur santé intellectuelle, nous faisons comme celui qui arroserait les feuilles et les fleurs de ses arbustes, mais qui aurait soin d'en bien tenir au sec les racines ; nous nous exposons à les faire périr. En tous cas, nous courons risque de jeter les générations nouvelles dans un nervosisme auquel les médecins appelés à redresser les rachitiques ne pourront certainement jamais remédier.

*
* *

Sous l'inspiration de la doctrine que nous soutenons, dont les enseignements sont invariables, nos progrès sociaux ne marcheraient plus par à-coups, ils seraient continus. On ne ferait plus des règlements fantaisistes où l'imagination se donne carrière, mais des règlements simples et précis, des lois à l'américaine.

Les Américains, qui sont des gens pratiques, et qui se doutent bien qu'il y a des antinomies dans ce bas monde, ont plus volontiers recours, quand ils légifèrent, à la mé-

---

(1) Il en est ainsi des instincts dont l'homme est pourvu ; les plus vils et les plus communs sont souvent les plus nécessaires à la vie, partant les plus précieux à bien diriger.

thode médicale qu'à la méthode philosophique, un peu trop abstraite pour leur entendement. Donc, dès qu'un usage chez eux donne des résultats déplorables, ils en votent la suppression.

Chez nous, on ne pourrait pas agir avec une pareille désinvolture. On veut qu'en France tout marche uniformément pour les uns comme pour les autres. On n'entend pas que les ânes de Franche-Comté, qui travaillent, soient mieux nourris que les mulets de la Provence, qui ne font rien. Nos horloges ont été mises à l'heure de Paris, aussi c'est du grand centre qu'on nous sonne le réveil et qu'on envoie coucher nos poules.

Tandis que chez les Yankees, chaque État administre ses affaires à sa convenance et se fait des lois de police qui répondent à ses besoins, à ses sentiments et à ses goûts. Par exemple, dans l'Ohio, la loi Adair a été faite pour réprimer l'abus des boissons alcooliques. Croyez-vous qu'on y traque comme chez nous et qu'on y pourchasse les ivrognes récidivistes ?

Nullement. On les considère comme des inconscients incorrigibles, comme des êtres sans volonté, qui seront toujours incapables de se conduire, autrement dit comme des irresponsables ; et c'est celui qui les a fait boire, c'est l'honnête marchand d'ale double et de whisky qu'on exécute (1).

— Savez-vous qu'on n'a pas par delà l'Atlantique, sur la liberté, les idées de ceux qui font les lois en France !

---

(1) Un israélite fut un jour traduit en justice, sous l'inculpation de vendre du whisky sans patente.

« Dix dollars d'amende, dit le magistrat.

— Dix dollars ! grimaça le juif. Je paierai.... mais je continuerai à vendre. »

Pour récidive, il fut condamné à vingt dollars.

— Ni moi non plus.

Le commun des gens et même ceux qu'on pourrait appeler des philosophes bourgeois se font ici de naïves illusions à l'égard de la liberté. Elevés à l'école de Jean-Jacques, ils se sont laissé éblouir par d'éloquents paradoxes. L'homme, en définitive, ne vaut que par son origine et par son dressement : voilà une de nos vérités physiologiques.

Si l'enfant est abandonné à lui-même, libre de rôder dans les bois ou de s'étendre au soleil dans une prairie, n'ayant pour occupation que la garde d'un maigre troupeau ou la contemplation de la voûte céleste, je vous demande quelles conceptions peuvent en général surgir dans sa cervelle ; quel développement ses facultés intellectuelles vont recevoir d'un pareil exercice.

Ce qu'il devient ?

Nous en avions autrefois des spécimens superbes dans les pâtres de nos villages, et je crois qu'en cherchant bien, nous en trouverions encore.

On ne peut réclamer ses droits à la liberté que quand on sait en faire usage. Et, avant d'en arriver là, l'enfant a nécessairement besoin d'être assisté, conseillé, dirigé. C'est pour cela que la nature l'a fait curieux, interrogateur et imitateur. Et c'est aussi par cette direction que s'honorent les parents. Car de même qu'il est plus facile à une poule de pondre que de couver des œufs pour conduire ensuite des poussins, de même aussi on a bien moins de peine à engendrer des enfants qu'à les élever....

« Vingt dollars ! Je paierai.... et je continuerai à vendre. »
Au troisième délit, le juge prononça une amende de cent dollars.
Pour le coup, le juif pâlit et tressauta.
« Cent dollars ! gémit-il, je ne vendrai plus. »
(La Conq. blanche, p. 512.)

Mais j'enfonce, comme on dit, une porte ouverte.

Ceux qui, par des habitudes d'intempérance, ont perdu le pouvoir de se maîtriser, ont besoin, comme les enfants, d'un tuteur qui les assiste, ou, à son défaut, de la loi. Voilà pourquoi nous estimons que la loi des liqueurs du Maine, comme les Anglais appellent par dérision la loi d'abstinence, est une excellente mesure de préservation. Il suffirait d'en approprier les dispositions aux besoins de chaque pays.

Voici l'esprit général de cette loi.

« Tout débitant de l'Ohio qui donne à boire à un indi-
» vidu devient responsable des délits que cet individu
» pourra commettre, quand même il n'aurait fourni qu'une
» partie du liquide....

» Tous les débitants qui l'ont abreuvé sont solidaires et
» responsables de ses méfaits (1). »

Cela peut aller loin !

Que ce soit un médecin qui ait inspiré cette loi, je n'en sais rien. Mais ce qu'on peut dire de lui, c'est qu'il était homme de bon sens. Il est constant que ces dispositions rentrent dans la catégorie des lois répressives qu'une sage prophylaxie devra proposer chez nous. Réprimons le crime, mais châtions sévèrement ceux qui s'y associent pour en tirer profit.

Dans l'état de Vermont, défense de vendre ni vin, ni bière, ni spiritueux, etc. « On ne voit à Saint-Johnsbury,
» dit M. Dixon, ni bar, ni cabaret, ni café ; on m'assure de
» plus qu'il n'y existe ni maison de jeu, ni maison de
» tolérance (2). » Et le voyageur anglais s'étend avec mille détails intéressants sur la santé et la propreté des habita-

---

(1) Hepworth Dixon, *La Conq. blanche.* p. 512.
(2) *Ibid*, p. 519 et suiv.

tions dans cette ville modèle, sur l'ordre qui y règne et l'air d'aisance qu'on y respire (1).

Un officier de police est chargé de délivrer aux étrangers, sur leur requête écrite et signée, la boisson, bière ou vin, nécessaire à leur repas.

Si un étranger s'enivre, on l'enferme, et après on demande qui l'a fait boire. On le lâche, et c'est l'autre qui subit la condamnation. D'où ordre moral et prospérité matérielle. Et l'auteur ajoute : « Cette législation prohibitive paraît de plus en plus populaire dans les masses qui l'ont votée.... »

Je n'ai pas de peine à le croire.

Les médecins sont-ils préparés à remplir la mission que nous leur supposons réservée?

La médecine, dans les idées qu'elle professe, n'est nullement en opposition radicale ou systématique avec les enseignements de la philosophie ou de la religion. Elle n'a pas la prétention d'établir ses principes sur le renversement des autres. Elle n'a que faire de démolir.

Elle est appelée, croyons-nous, à être, sinon la plus

---

(1) Saint-Johnsbury est un jardin ; mais sa beauté physique est moins attrayante que sa perfection morale.

On n'y rencontre ni vagabonds, ni mendiants, ni ivrognes; pas de recoin qui ne soit de la plus scrupuleuse netteté, pas d'odeurs nauséabondes. L'indigence semble y être inconnue. Je n'y ai vu ni un enfant en haillons, ni une femme qui ne fût décemment vêtue....

.... Quel est le secret de ce paradis? Pourquoi cette ville est-elle si nette, la population si bien logée et nourrie? Pourquoi les enfants y sont-ils si brillants de santé et si proprement vêtus? Tout le monde me répond que cette rare, quoique si enviable situation, est uniquement due à la stricte application de la loi prohibant le débit des boissons....

.... Ce n'est pas avec des sarcasmes, ajoute l'auteur, qu'on détruit de pareils faits, trop faciles d'ailleurs à tourner en plaisanterie.

(La Conq. blanche, p. 517.)

grande, au moins la plus indiscutée des écoles de morale.

Mais pour remplir la tâche qui va leur être confiée, les médecins sont-ils préparés? C'est ce que nous allons examiner.

*
* *

Supposons que la loi d'assistance médicale dans les campagnes ait été votée par le parlement.

Nous sommes en 1891 ; le service sanitaire vient d'être organisé dans chaque département, et sur tous les points du territoire on a établi des syndicats de villages pour en former des sections bien circonscrites ; chaque paroisse médicale est déjà pourvue de son titulaire. Tout paraît marcher pour le mieux.

Mais si les médecins ne doivent leur nomination qu'au choix ou à l'agrément des municipalités, où va être leur sécurité? Et si leurs fonctions sont révocables, n'est-il pas à craindre que leur indépendance ne soit compromise?....

Non, les médecins ne sont pas prêts !....

Comment s'accommoderont-ils de leur isolement, s'ils restent désunis, rivaux, ennemis peut-être les uns des autres? Comment pourront-ils résister aux assauts qui leur seront inévitablement livrés par des intérêts inavoués, mais ligués contre eux? Comment pourront-ils exercer librement leur ministère contre le vice et la gueuserie mis en révolte?....

Non, les médecins ne sont pas prêts !....

Va-t-on laisser chacun d'eux libre de tonner dans sa chapelle contre qui que ce soit? maître d'enseigner ce qu'il voudra, comme et quand il voudra, et de se prononcer seul et en dernier ressort sur les matières d'hygiène ou sur les questions professionnelles qu'il aura à traiter? Sera-t-il comme un petit pape dans son église ?....

Non, les médecins ne sont pas prêts !....

Et si ses actes publics sont attaqués, si son caractère est méconnu et vilipendé, qui le défendra ? Qui le soutiendra ? Qui l'assistera ?.... Est-ce le garde champêtre ? Où trouvera-t-il des appuis qualifiés et autorisés ? Peut-il compter sur l'administration communale ou départementale, qui n'a guère de compétence dans nos affaires ?....

Non, non, mes amis, nous ne sommes pas prêts. L'institution la mieux affermie ne résisterait pas longtemps, si elle restait livrée à une pareille indiscipline et à une aussi complète anarchie.

C'est bien évident.

Voilà pourquoi il y a urgence à constituer les médecins en corps d'état ; puis à leur donner les règles disciplinaires dont toute corporation a nécessairement besoin (1).

*
* *

Jusqu'ici on ne nous a confié que la tâche ingrate de panser des ulcères, de redresser des enfants difformes et contrefaits, de restaurer des constitutions décrépites, de réchauffer des existences qui sont à la veille de s'éteindre ; pendant des siècles, au nom du salut de l'humanité, des philanthropes et des savants *utriusque juris*, étrangers à l'art de guérir, ont été les vrais maîtres de l'hygiène en dirigeant l'éducation de la jeunesse, en créant des institutions prétendues sanitaires, en autorisant et en réglementant les jeux, les plaisirs publics, les distractions et les exercices scolaires ; jusqu'ici on nous a laissés à nos malades et tenus presque systématiquement à l'écart de toutes les innovations qu'on

---

(1) La nécessité d'organiser les médecins en corps d'état fait l'objet d'une étude qui sera le complément de celle-ci.

proposait et qu'on appliquait en vue d'améliorer les conditions hygiéniques et morales du peuple.

Nous demandons au moins qu'on ne nous impute plus la déchéance et les dégradations physiques de la race dont nous ne sommes en rien responsables ; et nous réclamons — sauf à obtenir au préalable l'investiture dont nous aurions besoin pour opérer utilement — nous réclamons, dis-je, le droit de nous prononcer dans toutes les questions qui intéressent la santé publique.

Et qu'est la santé sans les mœurs ?

CONCLUSIONS

Quand on a soustrait les aliénés à la geôle et les démoniaques au Saint-Office pour les remettre à nos soins, c'est qu'en fait on reconnaissait que la santé est indivisible, qu'elle est aussi bien morale que physique, et que la surveillance doit en être confiée à des médecins.

Et, comme conséquence, il va de soi que si les médecins ont qualité pour surveiller, soigner, fortifier la santé des contemporains, ils l'ont pareillement pour préparer celle des générations futures.

*
* *

Autrefois l'hygiène ne comprenait guère que les choses de la matière. Les influences dites physiques, comme les bains et les vêtements, le régime, les exercices, etc., étaient à peu près seules du ressort de la médecine; tandis que les influences morales, passions et pensées, relevaient de la religion et de la philosophie. Et quand les hommes de l'art s'en occupaient, on aurait dit vraiment qu'ils empiétaient sur le terrain d'autrui.

Aujourd'hui, toutes les causes d'insalubrité rentrent naturellement dans les attributions de l'art de guérir.

C'est donc au médecin de signaler les mesures de défense et de répression destinées à combattre les habitudes funestes ou simplement nuisibles à la santé générale. C'est à eux de provoquer des réformes dans l'éducation des enfants, et d'indiquer ce qui pourrait arrêter la déchéance dont, sous certains rapports, l'espèce humaine semble menacée. C'est à eux enfin de réagir contre une sorte de relâchement moral, contre le scepticisme de la conscience et le discrédit où tombe de plus en plus, dans l'esprit du peuple, l'éthique philosophique et religieuse, dont les fondements sont ébranlés et la sanction peu compréhensible.

*
* *

Ainsi, ce que la médecine perd tous les jours, par suite des améliorations de l'hygiène publique et privée, elle pourra le récupérer amplement par l'extension apportée à son domaine d'exercice.

Nos intérêts professionnels, d'ailleurs, sont d'accord avec nos obligations d'état. Nous aurions donc tort de négliger plus longtemps le nouveau champ d'activité qui nous est ouvert et qui nous revient.

La médecine par les mœurs, voilà la médecine de l'avenir.

*
* *

Entrons de nous-mêmes et résolument dans cette médecine-là, et n'attendons pas qu'on nous y pousse.

Après avoir assaini l'humanité par les soins du corps et la propreté, par l'aération des rues et des maisons, par les exercices, par la désinfection du sol, etc., assainissons-la encore en dirigeant vers le bien les mœurs publiques et privées, et en combattant, chacun dans la mesure de nos moyens, au nom de l'hygiène dont nous sommes les gardiens, le libertinage, l'ivrognerie, le désœuvrement, en un mot, tous les vices qui altèrent la santé ou qui la dégradent. Et nous compléterons ainsi notre mission sur terre en proclamant et en vulgarisant cette vérité d'observation, que *la bonne morale fait la bonne santé.*

TABLE DES MATIÈRES

———

BESANÇON. — IMP. & STÉRÉOT. DE PAUL JACQUIN.